康复介护员
培训教程

席家宁　主编

U0316314

清华大学出版社
北京

图书在版编目（CIP）数据

康复介护员培训教程 / 席家宁主编 . — 北京：清华大学出版社，2021.7
ISBN 978-7-302-58581-7

Ⅰ . ①康… Ⅱ . ①席… Ⅲ . ①医学康复 – 护理 – 技术培训 – 教材 Ⅳ . ① R493

中国版本图书馆 CIP 数据核字（2021）第 129768 号

责任编辑：孙　宇
封面设计：吴　晋
责任校对：李建庄
责任印制：丛怀宇

出版发行：清华大学出版社
　　　　　网　　　址：http：//www.tup.com.cn，http：//www.wqbook.com
　　　　　地　　　址：北京清华大学学研大厦 A 座　　　邮　　编：100084
　　　　　社 总 机：010-62770175　　　　　　　　　邮　　购：010-62786544
　　　　　投稿与读者服务：010-62776969，c-service@tup.tsinghua.edu.cn
　　　　　质量反馈：010-62772015，zhiliang@tup.tsinghua.edu.cn
印 装 者：小森印刷霸州有限公司
经　　销：全国新华书店
开　　本：145mm×210mm　　　　印　张：3.5　　　字　数：77 千字
版　　次：2021 年 7 月第 1 版　　　印　次：2021 年 7 月第 1 次印刷
定　　价：55.00 元

产品编号：092993-01

《康复介护员培训教程》
编　委　会

主　编　席家宁

副主编　刘铁军　公维军

编　委　（按姓氏拼音排序）

姜佳旗　李　琼　李　硕　李彩菊

米　杨　滕立英　王文文　信　馨

张　娜　张小舟　周金娜

前　言

　　首都医科大学附属北京康复医院是一所以康复医学为特色的三级康复医院，地处风景秀丽的北京市石景山区八大处，建筑面积 10 万余平方米，室外康复花园面积 2 万余平方米，开放床位950 张。作为国内较早成功转型的康复机构，医院遵循"大康复，强综合"的发展定位，以康复临床全融合为发展路径，在实践中积极推进医疗、康复、治疗、护理紧密结合，于 2017 年成为国家级康复护理专科护士培训基地，2019 年获批中国康复医学会心肺康复护理专科护士培训基地，培养了一批具有丰富教学和实践经验的康复护理专家。

　　随着"健康中国战略"的深入实施和人口老龄化的加剧，康复医学的内涵不断扩展，社会对康复的需求不断攀升，与此同时，对以提供疾病照护和生活照护为主要内容的康复照护技能的要求也日益增高。为适应不断变化的康复照护发展形式，满足高素质康复照护人才的培训需求，提高患者康复质量，医院在康复照护人员管理与培训方面总结经验，深入探索，不断创新，开创了康复介护人员职业化、专科化培训模式，构建了较为成熟的住院患者医疗、康复、照护三位一体服务体系，并积极向业内推广。在此基础上，我们组织了医院 20 余名护理专家及全国康复专科护士，依据《国家职业标准》和市场需求，编写了康复医疗机构康复介护员培训教程，供康复医疗机构培训康复介护人员使用。同时，也为其他康复机构康复照护技能的发展提供参考依据。

本书在内容编排上，更加贴近临床康复照护服务工作，力求去粗存精，去旧增新，使教程既能满足于当前康复照护技能教学工作的需求，又能体现康复照护服务的专科特性。在版面设计上，考虑康复照护服务工作中的沟通及实施康复照护技能的实践特点，在重要的沟通及实践方面均配有插图，增强教程的可读性，易于理解及掌握。

本书编写过程中我们也得到各级组织及业务部门的大力支持和帮助，在此谨表谢意！教程编写是一项探索性工作，问题和不足在所难免，恳切希望广大读者提出宝贵意见和建议，以便进行修订和调整。让我们携起手来，共同促进康复照护事业的发展，提供高质量的康复照护服务，为广大人民群众的康复作出新的贡献。

席家宁

北京康复医院院长

2021 年 5 月

目 录

CONTENTS

第1章 概　述

第1节　康复的概述及患者的身心特点

一、康复的定义

　　世界卫生组织（World Health Organization，WHO）对康复的定义是综合地、协调地应用各种措施，预防或减轻病（伤、残）者的身心、社会功能障碍，达到和保持生理、感官、智力、精神和社会功能的最佳水平，使病（伤、残）者能提高生存质量和尽早重返社会（图 1-1 ~ 图 1-3）。

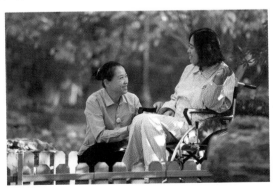

图 1-1　照护工作（一）

全面康复包括医学康复（利用医学手段促进康复）、教育康复（通过特殊教育和培训促进康复）、职业康复（恢复就业能力并取得就业机会）及社会康复（在社会层次上采取与社会生活有关的措施，促使残疾人重返社会）4 个方面。最终目标是提高生活品质，恢复独立生活、学习和工作的能力，使今后的生活更加丰富而有意义。

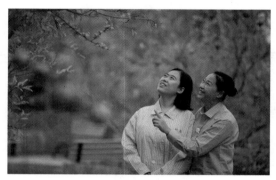

图 1-2　照护工作（二）

二、康复医疗机构的服务对象

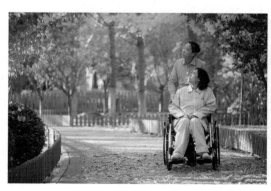

图 1-3　照护工作（三）

康复医学的组织机构包括康复医院（中心）、老年护理医院、社会卫生服务中心等。康复医院（康复中心）主要接待的对象是恢复早期的患者，或者综合性的兼收各科康复患者、专科患者。老年护理医院的主要康复对象是恢复期患者、老年病患者。社会卫生服务中心的主要康复对象是恢复中、后期的患者及后遗症期的患者。

三、康复医疗机构患者身体机能的改变

伤残患者由于伤情或治疗的原因，需要制动或卧床。制动或卧床可以达到充分休息、减轻疼痛、促进愈合、防止再损伤的目的。然而，长期制动或卧床也会导致不良的生理状态（图 1-4）。

系统	机能改变
肌肉系统	最显著的异常情况是肌萎缩和肌力下降，静卧 3 ~ 5 周肌力可减弱 50%
骨骼系统	骨质疏松及退行性关节病
循环系统	导致体液重新分布、心功能减退、静脉血栓形成及直立性低血压等
呼吸系统	膈肌和肋间肌活动减弱，易导致坠积性肺炎及呼吸道感染
胃肠系统	便秘、食欲减退
神经系统	易导致记忆力、定向力下降，同时可伴有认知能力下降
泌尿系统	易产生尿路结石，继而进一步产生血尿和尿路感染等
代谢系统	负氮平衡，负钙平衡

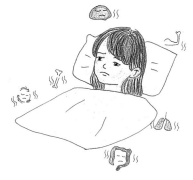

图 1-4　患者状态

四、康复医疗机构患者心理机能的改变

疾病、残疾等原因可能会给患者带来不良的心理应激反应，产生抑郁、焦虑、悲观及急躁，甚至绝望等心理问题，阻碍患者的康复治疗和康复效果。康复患者的照护者要理解、同情患者的心理应激反应。耐心倾听患者的情绪宣泄，配合康复团队，鼓励并协助患者树立面对现实的信心，重新安排生活，建立起生活的目标，摆脱不良情绪，以最佳的心理状态接受各种康复训练，以促进康复计划的实施与完成，促进患者康复。

第2节　康复介护员及其心理压力的来源

一、医院康复介护员的定义

康复介护员是指在医院里受雇担任患者生活护理的人员，协助护士对患者进行日常生活的照顾，主要从事辅助护理等工作，其不属于医疗机构卫生专业技术人员。一般医院康复介护员需掌握生活护理、基本护理等知识和技能。康复医疗机构的康复介护员还具备一定的康复专业护理知识和技能，能够对患有某些功能障碍的慢性病患者、老年病患者及一些病、伤、残者在急性期及围手术期时进行康复照护，其中包括为患者进行肢体摆放、床椅转移及一些常用康复器械的使用等（图1-5、图1-6）。

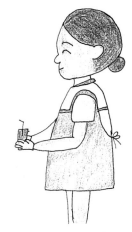

图 1-5　工作状态（一）

二、康复介护员的工作特点

大多数的康复医疗机构存在着许多高龄患者、卧床患者、危重患者，均存在住院时间长、基础护理和生活护理需求量大的特点。康复介护员的工作，除了要照顾患者的生活起居外，还需要陪伴其完成日常治疗、护理、康复训练等。在患者情绪低落的时候，还要为患者提供精神支持。并且要时刻谨防患者发生跌倒、坠床等意外情况。

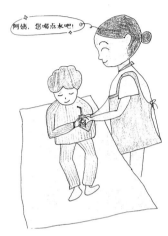

图1-6　工作状态（二）

三、康复介护员的心理压力分析

心理压力是个体在生活适应过程中的一种身心紧张状态，源于外界要求与自身能力不平衡，这种紧张状态通常通过非特异的心理和生理反应表现出来。每一个人的心理压力都有所不同，康复介护员由于生活作息、社会关系及竞争等方面的改变，面临着很大的压力，主要的压力原因有：

（1）为了增加经济收入，很多康复介护员不愿意休息或主动要求护理重症患者，工作量较大，由于长时间处于一种高强度、高压力的工作状态，又担心出现差错、事故等，而导致康复介护员心理压力剧增。

（2）大多数康复介护员心理卫生知识缺乏，认为自己的社会地位较低，付出没有得到认可和肯定，得不到应有的尊重。一且在工作和生活中遇到挫折，不能主动进行自我心理调适，也找不到适宜的宣泄途径，容易产生严重的心理问题。

（3）康复介护员流动性大，掌握的照护技能不能满足康复介护员在临床工作中的需要。有的康复介护员甚至没有接受过系统的照护知识学习，导致在工作中遇到问题不知如何处理，这也是康复介护员群体的压力来源之一。

（4）由于心脑血管疾病、运动系统疾病、神经系统疾病等导致很多患者生活不能自理，康复介护员不仅需要全程照顾患者的饮食、穿衣、如厕等，还要时刻防止患者跌倒、摔伤等不良事件的发生。同时部分康复患者存在认知障碍、理解障碍及语言表达障碍，作为长期陪伴患者的康复介护员可能还要承受患者的不良情绪，这也使康复介护员的身心压力不断增大（图1-7）。

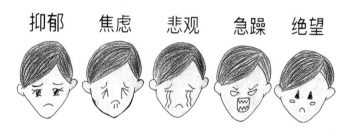

抑郁　焦虑　悲观　急躁　绝望

图1-7　患者表现

四、康复介护员的心理压力调节措施

消除心理压力的关键措施在于对心理压力的正确认识。康复介护员一旦意识到自己产生心理压力，可向身边的朋友、同事、上级或心理咨询机构等寻求帮助，找寻引发心理压力的原因并采取相应调节措施。常用的应对心理压力的调节措施有以下3个方面：

1. 保持身心健康

健康、愉快的生活和自我照顾，能提高个体的心理防御能力。足够的睡眠、合理的饮食及运动可以放松身心、有助于调节情绪。当感到心理有压力时，放松是一种切实可行的技巧。在临床工作中可以进行深呼吸、吐纳、八段锦等常规的放松训练（图 1-8）。

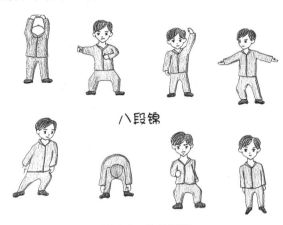

图 1-8　放松训练

2. 自我调适

产生心理压力时，缺乏的可能只是一种恰当的应变策略。多数康复介护员在产生心理压力时可以先尝试进行自我调适。从不同角度思考问题，寻找问题根源，克服困难缓解压力，并在工作中保持积极性和愉快的心情（图 1-9）。

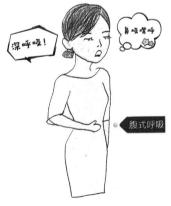

图 1-9　自我调适

3. 接受帮助

家庭和朋友可以为消除心理压力提供有利的支持，如果受到心理压力的困扰，越早进行调节，帮助越大，可通过与朋友谈心消除不愉快的想法，或通过专业手段的帮助缓解心理压力（图 1-10）。

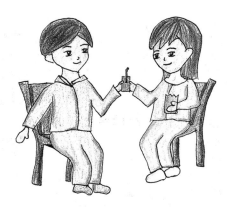

图 1-10　有效沟通

第2章　康复医疗机构对康复介护员的要求

第1节　康复医疗机构对康复介护员的照护要求

一、患者与康复介护员的关系

　　大多数康复医疗机构患者的生活护理工作是由康复介护员完成的。康复介护员是患者身边最直接的照护者和陪伴者（图2-1 ~ 图2-5）。

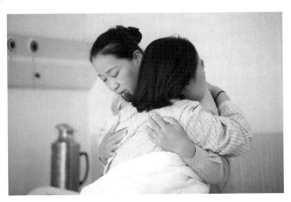

图 2-1　帮助患者起身

（1）康复介护员的工作是帮助患者完成生活护理及辅助康复锻炼。康复介护员应根据患者的病情及实际需求提供相应的照护帮助，尽可能促进患者的功能恢复，而非替代。鼓励患者做日常的各项活动，若经康复医生评估患者可以步行，那么应该协助患者行走，除特殊情况外，不用轮椅或平车等代步工具。

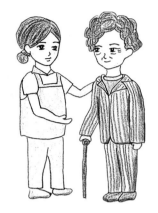

图 2-2 帮助患者行走

（2）康复介护员的另一项主要工作是陪伴。患者与康复介护员相处是否融洽是由患者与康复介护员两方面的因素决定的，两者是互动的关系。因此，康复介护员在提供照护时应注意观察患者的心理情绪变化，多倾听、多沟通，并给予充分理解，帮助其保持积极主动的生活态度，协助患者提高日常生活的自理能力。

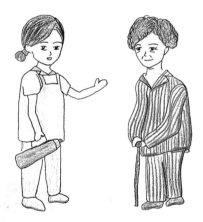

图 2-3 与患者沟通

（3）康复介护员是患者身边最有利的帮手，需要很强的责任心和职业精神，变被动照护为主动照护，在实施照护服务的同时保证患者的安全。如果掌握的知识、技能不能胜任相应的岗位，应该尽快接受相应的培训，考核合格后再上岗，以保证患者的安全。

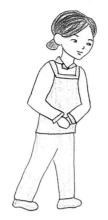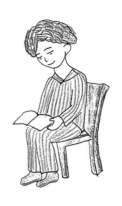

图2-4　陪伴患者读书

二、康复介护员的职业道德规范

所谓职业道德，就是与职业活动紧密联系的符合职业特点所要求的道德准则、道德情操与道德品质，它既是对本职人员职业活动中行为的要求，同时又是职业对社会承担的道德责任与义务。

康复介护员的职业道德一方面涉及康复介护员对本职工作的重视程度，这也是康复介护员对待生活的态度；另一方面，康复介护员的个人表现也体现了整个行业人员的素质。如果每个康复介护员都具备优良的道德，将对医院，甚至社会道德水平的提高会发挥重要作用。康复介护员应当具备的基本职业道德包括以下6点：

（1）思想稳定，工作踏实。安心本职工作，坚守工作岗位，尽职尽责。

（2）富有同情心和责任心。尊重患者，对患者一视同仁。为患者着想，保护患者的隐私。

（3）不断提高自身素质。工作期间提供热情周到的服务，举止端庄稳重，语言文明，态度和蔼。

（4）遵纪守法，不以工作之便谋私。不接受患者的礼物，不收红包，不向患者家属索要财物。

（5）团结协作，互帮互助。正确处理同行、同事之间的关系。

（6）更新知识，钻研业务。不断学习，提高服务水平。

三、康复介护员的基本任务

康复介护员主要承担部分非技术性的护理工作，在病区护士长及责任护士的指导下，对患者进行辅助生活护理和简单的观察护理工作等，并协助做好部分病区的环境管理。

1. 辅助生活护理

（1）做好患者口腔、头发、皮肤护理及其他基础护理等工作。

（2）为患者提供进食照护。

（3）协助护士为卧床患者翻身，协助患者排泄，照护尿便。

（4）协助患者进行日常活动和康复锻炼。

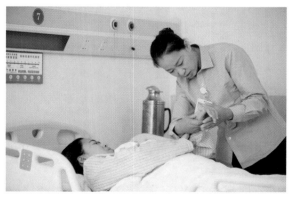

图 2-5　帮助患者擦洗

2. 简单观察护理

（1）测量和记录基本指标。例如测量及记录患者的尿、便量等。

（2）对常见的护理问题进行观察，并及时报告。例如患者的睡眠情况、进食情况、神志情况、大小便情况等。

3. 辅助病区的环境管理

（1）为患者提供舒适环境。保持病室内单位整洁，做到床单、床头桌整洁、无杂物。病区物品统一放置。

（2）协助护士保持病区的清洁，维持病区正常秩序。

四、康复介护员的职业规范

康复介护员的工作性质属于服务行业，因此要强化服务意识，竭尽全力提供高效、准确、周到的服务。

1. 职业规范

（1）遵守医院及科室的各项规章制度。服从病房护士长及病区负责人的工作安排，遵守劳动纪律，做到令行禁止。

（2）上班着工装、带工牌，仪容仪表符合规范。

（3）严格按时执行各科室制定的日常工作细则。不可随意离开病区及医院，如有特殊情况需征得护士长或病区负责人同意。

（4）保持病区环境整洁、安静、节水节电，爱护公共设施。

（5）在进行照护的过程中，注意保持患者的安全、舒适。

（6）注意手卫生及清洁。患者的用具做好清洁、消毒并分类放置。

（7）礼貌待人，对患者及家属、医护人员要耐心沟通，不得与任何人发生口角。

（8）康复介护员之间团结协作，不搞小团体，不得出现欺凌辱骂、打架斗殴等事件。

（9）岗前、岗中不准喝酒，上岗期间禁止在工作区内吸烟。

（10）严禁在消防通道内、消防设施周围存放和堆积物品、晾晒衣物，或损坏消防设施。

（11）工作中如发现患者有异常反应时，要及时报告医生和护士。

（12）发生意外事件及时向主管和护士长报告，在等待主管到来期间严禁离岗。

（13）若不能完成工作职责、不服从科室工作安排或因健康问题等原因不适合留用者，护士长或病区负责人有权责令停职，并交由所属公司处理。

2. 注意事项

（1）未经许可不随便进入医、护办公室。不得进入治疗室、处置室。不可私自取用治疗车医用物品。如棉签、酒精、碘伏及器械等。

（2）不得私自找人替代工作。

（3）不得随意带外人进入病房。

（4）不得坐卧病床。

（5）不得在病房内谈论与工作无关的内容，不能聚众聊天，低声细语。

（6）不私自为患者解释病情，不得随意议论所有治疗、诊疗及护理工作。不得有参与或干扰医疗护理康复治疗的言行，例如①擅自为患者测血压、调节输液速度、更换液体；②擅自为患者使用热水袋、冷水袋或冰袋；③擅自为危重、手术、卧床患者更换床单、变换体位或协助下床；④擅自为患者进行鼻饲、吸痰、雾化吸入或做康复锻炼；⑤擅自处理监护仪、呼吸机、排痰仪等各种仪器，如发现仪器有报警，应迅速通知值班医护人员处理，不得自行按报警消音键；⑥擅自解释医疗、护理、康复治疗等相关内容；⑦擅自讨论患者隐私、病情等相关内容。

五、康复介护员的工作要求

1. 基本要求

康复介护员要严格遵守国家法律、法规，遵守医院及康复介护员公司的规章制度，认真履行工作职责。

2. 工作要求

（1）证件齐全，经岗前培训和实习，考核通过后方可上岗。

（2）了解患者的基本情况，严格按照本职工作内容为患者提供照护服务。

（3）上岗期间禁止在病房与患者、患者家属及其他陪护人员嬉笑、打闹、聚众闲聊等。

（4）随时注意观察患者输液情况，发现问题及时通知护士。

（5）工作中不得擅自离开病房或患者，若需要离开时（打水、用餐、去厕所等），应取得患者或家属或护士同意；患者独自在病房时，应通知本病区责任护士照顾患者，不得私自离开，办完后及时返回。

（6）普通病房晚9点前不准支床休息，早6点前整理好折叠床，放到指定地点。夜间患者入睡后，康复介护员应保持警觉，谨防坠床、窒息等意外事件的发生。

（7）不得将个人物品与患者物品混放。

（8）不得与患者及患者家属发生正面冲突，不得使用患者和家属的任何物品，索要财物。

（9）不得拒绝医院间的调动安排，不得自己做私活或介绍他人做私活。

（10）不得向患者或患者家属叫嚷、恐吓，或向患者及家属倾诉不满情绪。

第2节 康复医疗机构康复介护员应具备的素质

康复介护员是一项特殊的职业。为了确保康复介护员的工作质量，要求每一位康复介护员都应具备良好的业务素质。

一、基本服务原则

（1）服从病房护士长及责任护士工作安排。

（2）积极主动，热情服务，注意文明用语。

（3）礼貌待人，维护医院的声誉。

二、基本素质规范

（1）首次见面时要主动自我介绍，向患者、家属问好。表情自然，举止端庄。

（2）康复介护员工作结束后与患者、护士长及病区管理人员道别。

（3）常用文明用语：您好、请、谢谢、对不起。

（4）医务人员查房时，要主动起立，避让一侧。

（5）见到家属时要主动起立、热情问候。

（6）出现问题受到患者、家属或护士批评时，要虚心接受。

（7）对患者及家属、医护人员要耐心沟通，不得与任何人发生口角。

三、基本行为规范

（1）尽职尽责，全心全意做好本职工作。

（2）认真细致地观察患者情况，有异常时，及时向医护人员汇报。

（3）耐心对待患者，尊重患者的人格与权利。

（4）注意保持安静，工作轻柔有序，应尽量减少对患者的影响。

四、仪表举止规范

1. 仪表

（1）仪表端庄、服装合体、整洁、干净、无破损，纽扣齐全。

（2）头发应保持清洁并梳理整齐。

（3）面容自然，对患者关心、体贴，多鼓励。

2. 举止

（1）坐姿端正大方，站姿仪态高雅，走路稳健轻盈。

（2）真诚礼貌待人，授物微笑相递，接物真诚致谢。

（3）不吵不闹，宽容克制，态度冷静，耐心解释。

五、用语规范

（1）在工作期间，遇到上级查房或督查。不论认识与否，见面问声"您好"，不要自行离开。

（2）向他人咨询或寻求帮助时，"请"字当头，避免不礼貌用语。

（3）接受他人帮助或治疗结束后，"谢"不离口。

（4）接受谢意后，要说"没关系、别客气"。

（5）经常要询问患者"您有什么需要我帮助的吗？"。

（6）实施操作时，提前告知患者，并说"请配合一下"。

（7）与患者沟通时，不要催促，"请不要着急，慢慢讲"。

（8）患者寻求帮助时，要说"别着急，我马上就来"。

（9）患者出院，要说"祝您早日康复"，不说"欢迎再来"。

（10）完成工作后，诚心的向患者表达"感谢您对我们工作的理解和支持，请多提宝贵意见！"（图2-6）。

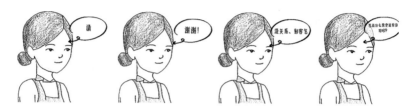

图2-6　文明用语

第 3 章　康复医疗机构康复介护员的礼仪与沟通技巧

第 1 节　康复介护员的职业形象

一、职业形象的定义

职业形象是指在公众面前树立的专业印象，具体包括外在形象、品德修养、专业能力和知识结构四个方面。工作人员能够通过衣着打扮、言谈举止等反映出专业态度、技术和技能等（图 3-1）。

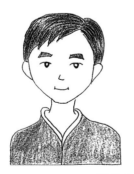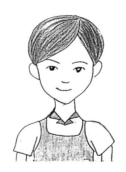

图 3-1　职业形象

职业形象需要严格恪守的原则，其中最为关键的就是职业形象要尊重区域文化的要求，不同文化背景的单位对个人的职业形象有不同的要求，绝对不能我行我素破坏文化的制约，否则受损的永远是职业人自己。

二、树立职业形象的重要性

仪表反映出一个人的精神状态和礼仪素养，是人们交往中的第一形象，所以在日常生活中必须注重个人形象。

得体的塑造和维护个人形象，会给初次见面的人以良好的第一印象。俗话说"人靠衣服马靠鞍"，商业心理学的研究告诉我们，人与人之间的沟通所产生的影响力和信任度，是来自语言、语调和形象三个方面，被称为形象沟通的"55387"定律。它们的重要性所占比例是谈话内容占7%；肢体语言及语调占38%；第一视觉印象（即形象）包括外表、穿着、打扮等占55%，由此可见形象的重要性。

三、职业形象的具体要求

1. 仪容（表3-1）（图3-2）

表3-1　仪容

部位	男性	女性
整体	大方得体，符合工作需要及安全规则。神采奕奕、充满活力、整齐干净	
头发	头发要经常梳洗，保持整齐、自然色泽，勿标新立异	
发型	前发不过眉，侧发不盖耳，后发不触衣领，无烫发	女员工发长不过肩，如留长发须束起或使用发髻
面容	脸、颈及耳朵绝对干净，每日剃刮胡须	脸、颈及耳朵绝对干净，上班可化淡妆，但不得浓妆艳抹
身体	注意个人卫生，身体、面部、手部保持清洁。勤洗澡，无体味。工作期间不吃异味食物，保持口腔清洁，不在病区内吸烟、饮酒	

续表

部位	男性	女性
衣服	①工作时间着本岗位规定的工作服，非因工作需要，外出时不得穿着工作服。工作服应干净、平整，无明显污迹、破损 ②工作服穿着按照医院规定执行，不可擅自改变工作服的穿着形式，内穿衣物底边不得超过工作服上衣底边5cm，纽扣扣好，不敞开外衣、卷起裤脚、衣袖 ③工作服外不得显露个人物品，衣裤口袋平整，勿明显鼓起	
裤子	裤子要平整、干净、长及鞋面	
手	保持指甲干净，不留长指甲及涂有色指甲油	
鞋	鞋底、鞋面、鞋侧保持清洁，勿钉金属掌，禁止着高跟鞋或露趾凉鞋上班	

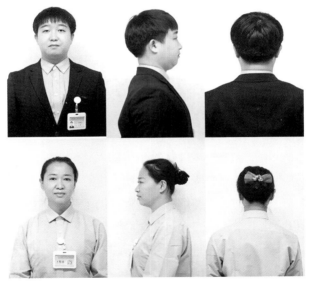

图 3-2　仪容

2. 仪表

仪表得体，是一个人精神面貌的外观体现。一个人的卫生习惯、服饰和端庄、大方的仪表有着密切的关系。

（1）卫生：保持清洁卫生是仪表的关键，是礼仪的基本要求。不管长相多好，服饰多华贵，若满脸污垢，浑身异味，那必然破坏一个人的美感。因此，每个人都应该养成良好的卫生习惯，做到入睡起床洗脸、脚，早晚、饭后勤刷牙，经常洗头、洗澡，讲究梳理勤更衣。不要在人前"打扫个人卫生"，比如剔牙齿、扣鼻孔、挖耳屎、修指甲、搓泥垢等，这些行为都应该避开他人进行，否则，不仅不雅观，也是不尊重他人的表现。与人谈话时应保持一定距离，声音不要太大，不要对人口沫四溅。

（2）服饰：服饰反映了一个人文化素质的高低，审美情趣的雅俗。具体说来，它既要自然得体，协调大方，又要遵守职业的规范或原则。工作时间内着本岗位规定工作服，非因工作需要，外出时不得穿着工作服。工作服应干净、平整，无明显污迹、破损，不可擅自改变工作服的穿着形式，内穿衣物底边不得超过工作服上衣底边 5 cm，纽扣要扣好，不敞开外衣、卷起裤脚、衣袖，衣裤口袋平整，勿明显鼓起。

3. 举止端庄

一个举止端庄大方、谈吐优雅不俗的人，给人的第一印象总是良好的，这本身就是一种吸引力量，使人愿意与之继续交往，并对其言行多从好的方面设想、解释。这就有助于双方建立良好的人际关系。所以，接下来，我们一起来学习要如何才能做到举止端庄。

（1）学会倾听：通过倾听等非语言交流展现出康复介护员真诚、亲切、关心、同情和理解的情感交流。主要表现为善于听人讲话，要注意讲话者的声音、声调、面部表情、身体姿势及动作，尽量理解其想表达的内在含义。在倾听过程中，要保持眼神的接触，以自然为度。用心倾听，不仅表达了对患者的关心，还表达了对患者的鼓励。

（2）面部表情：面部表情能真实地反映各种复杂的内心活动。例如在日常照护服务中，康复介护员可以通过微笑为患者创造出一种愉悦的、安全的、可信赖的氛围。

①目光坚定：注意眼神不要飘忽，不要走神，更不要流露出对对方不尊敬的神情。要知道一个人的心笑脸就笑，脸笑眼就笑，所以我们应当时刻的保持微笑；②及时互动：在对方说话的过程中，要用目光给予对方回应，这会让对方感觉到被重视和认可；③视觉焦点：看着说话的对象。

（3）态度：在与患者的接触中，我们的态度会给对方最直接的感受，所以，态度的展现也是交际礼仪中很重要的一个部分。

①一见面就面带微笑（表示接受）；②眼光柔和地注视对方（表示亲切）；③向前迈出一步打招呼（表示亲密）；④干脆利落的动作（表示有决心果断）；⑤从容的态度（表示自信）；⑥抬头挺胸（表示精神）；⑦脚步稳，以轻松的姿态站定（表示心胸宽大）；⑧身体和眼光都朝向对方（表示信赖）。

（4）基本礼仪：

①要有目光的交流，注视别人目光应友善，采用平视，必要的时候仰视，与人目光交流时间 3～5s，其他时间看嘴巴和眼部中间的位置，注视对方的时间是对方与你相处时间的1/3；②尽可能讲普通话，热情正确称呼，表示对患者及家属的尊重，反映良好的个人修养；③通过微笑把友善、热情表现出来，不卑不亢，落落大方，不能假笑、冷笑、怪笑、媚笑、窃笑。

（5）个人风度：指人的内在素质和外在特征和谐统一所表现出来的比较稳重而优美的举止姿态。在与患者和家属的接触中，摩擦和意见不合在所难免，这时就是展现自我风度的时候，不要过于斤斤计较，不要过分的指责或抱怨对方的不足，用包容和理解的心,学会站在别人的立场去考虑事情。

(6)周边环境:干净,整齐有序的环境,能使自己和患者有一个愉悦的心情。一个良好的周边环境也是个人修养的外在体现,是靠自己长期内在修养而养成的良好习惯。保持周边环境整洁的基本事项包括①注意床头桌、餐桌及病房的干净整洁,用后及时整理;②物品摆放整齐有序,常用物品摆放于床头桌内,将进餐物品与生活物品分开放置,储物柜内也要将衣物、食物及生活物品分开放置;③不摆放与患者无关的物品。

4. 言谈温雅

(1)坐在椅子上,要立腰、挺胸,上体自然挺直,双肩平正放松,两臂自然弯曲放在腿上,亦可放在椅子或是沙发扶手上,以自然得体为宜,掌心向下;双膝自然并拢,双腿正放或侧放,双脚并拢或交叠或成小"V"字形,男士两膝间可分开一拳左右的距离,脚态可取小八字步或稍分开以显自然洒脱之美,坐在椅子上;应至少坐满椅子的2/3,宽座沙发则至少坐1/2。落座后至少10 min不要靠椅背。时间久了,可轻靠椅背(图3-3)。

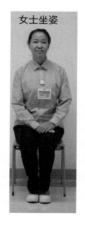
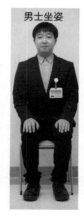
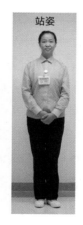

女士坐姿　　男士坐姿　　站姿

图3-3　矫正姿势

坐姿禁忌：①东歪西靠两膝分开太远；②翘二郎腿；③双脚不停地抖动；④身体歪斜趴伏倚靠；⑤双腿分叉两臂抱胸（图3-4）。

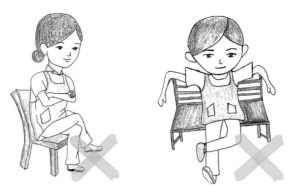

图3-4 坐姿禁忌

（2）接听电话的注意事项：①接打电话前先排除嘈杂的声音；②注意接打电话的音量，切勿在病区内大声喧哗，影响患者休息。

第2节 日常交流用语

一、语言交流

语言是沟通康复介护员与患者之间感情的"桥梁"，康复介护员一进入工作环境，就进入了照护员的角色。康复介护员应满腔热忱地面对患者，并将自己对他人的爱心、同情心和真诚相助的情感融入言语中。

（1）谈吐文明，自觉地使用文明用语，多讲普通话。例如，"请""谢谢""再见""谢谢您的协助"等。对患者的称谓可选择"老师""先生""女士"等，不可用床号称呼。

（2）言语要清晰、温和，措词要准确、达意，语调要适中，交代操作意图要简洁、通俗、易懂。良好的语言能给患者带来精神上的安慰。例如，康复介护员带着微笑向患者说声"早上好！""今天天气真好！您看要不要打开窗户，通通风？"或者"您晚上睡得好吗？""您伤口痛吗？"等。这些并不是简单的寒暄，这是增加彼此之间一种情感的交流。

（3）热情耐心解答问询，接受患者意见，虚心诚恳，致谢改进。

二、语言要求

1. 语言的规范性

语言内容要谨慎、高尚，符合道德准则，言语要清晰、温和，措词要准确、达意，语调要适中，交代护理意图要简洁、通俗易懂。

2. 语言的情感性

晨间护理，康复介护员面带微笑进入病房，向患者说声"早上好！"。针对不同对象谈及不同情况，如"您晚上睡得好吗？""您感觉好些了吗？"良好的语言能给患者带来精神上的安慰。

3. 语言的保密性

护患关系应建立在真诚的基础上。尊重患者的稳私权利，对患者的隐私，如生理缺陷、精神病、性病等要保密，患者不愿意陈述的内容不要追问。

三、工作交流用语

1. 招呼用语

如"请""请稍候""请别急""谢谢""再见""对不起""谢谢您的协助"等。对患者的称谓要有区别、有分寸，可视年龄、职业而选择不同的称呼。

2. 介绍用语

如"您好！我是康复介护员，我叫 ×××，有事请找我"。

3. 电话用语

打电话应做到有称呼，如"请您找 ××× 医生听电话"，接电话应自报姓名，如"您好！我是 ×××，请讲"。

4. 安慰用语

声音温和，表示真诚关怀。使用安慰用语，要使患者听后获得依靠感和希望感，而且感到合情合理。

5. 操作用语

在临床实践中，康复介护员为患者进行任何护理技术操作，个人卫生护理都应委婉地、清楚地向患者解释。因为患者有权利知道康复介护员将为他们进行的是什么护理操作，为什么要采取该项操作，康复介护员有责任向患者进行有关操作方面的指导，要鼓励患者提问题并有效的讲解，通过讲解，使患者理解、满意并取得合作。

四、禁忌用语

（1）禁忌说粗话、脏话，在医疗公共场合出言不逊，恶语伤人，咄咄逼人。

（2）禁忌使用质问式语言、使用命令式语言与他人交流。如"你行不行""你必须怎么样"等语言。

（3）禁忌对患者的隐私、不愿回答的问题刨根问底。

（4）禁忌与患者交谈涉及迷信、死亡的事情。

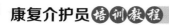

第3节 缓解沟通冲突的几个技巧

一、冲突发生的原因

据调查，80%的护理纠纷是由于沟通不良或沟通障碍导致；30%的康复介护员不知道或不完全知道如何采用不同的沟通技巧；3%的康复介护员对沟通方式基本不了解；3%的康复介护员认为对患者及家属提出的不合理要求应不加理睬。

二、缓解沟通冲突的技巧方法

康复介护员在与患者沟通时应平等相待，看成自己的朋友，与患者沟通应做到爱护、关心、抚摸。总之，康复介护员依据不同的患者，扮演不同角色进行沟通，使患者接纳建议达到良好沟通目的。

（1）康复介护员要学会倾听与沉默，伴随患者述说的语言、声调、表情等，加以点头和眼神的关注，使患者感觉到你不仅在听，而且已经体会到他的心情。沉默一般用于沟通中期，主要是给患者提供思考的空间，尤其悲伤时康复介护员沉默片刻，患者会感到你在认真听他讲述，他的讲述已感动了你，而且达到情感的交融，并给予他继续讲述的信心，同时也增加对康复介护员的依赖感。

（2）说话的态度要诚恳，彬彬有礼，落落大方，忌机器人呆板语言。

（3）尊重患者的人格和隐私，富有关切同情之心，始终顾及到患者的内心感受。使患者在心理上产生一种亲切、信任感、相通、相悦感。同时，与不同性格的患者交流方式也要不同：①与发怒患者的沟通技巧包括倾听、接受、理解、帮助等；②与哭泣患者的沟通技巧包括宣泄、独处、陪伴、安抚、鼓励等；③与抑郁患者的沟通技巧包括观察、注意、关心、重视等；④与有缺陷患者的沟通技巧包括关心、调节气氛等。

三、常用缓解沟通冲突的技巧

（一）倾听技巧

倾听有助于获得完善的诊疗信息，建立良好的护患关系，更好地实施心理护理。掌握倾听技巧是康复介护员与服务对象进行良好沟通的必要前提。

（1）不要随意打断患者的谈话或插话，以示尊重。

（2）向对方表明倾听意图，保持眼神的交流和适当的动作。

（3）保持耐心，全神贯注地听患者倾诉。

（4）控制自己的情绪，主要是面部表情，保持自然而面带笑。

（5）对对方的话作出反应，灵活运用手势来维持交谈进行。

（6）有不同意见要语气委婉，多用商量的口吻，忌用质问式语言。

（二）言语技巧

交谈中的言语技巧，体现在开场、交谈、阐释及结束时。

1. 开场技巧

良好的开场，有利于康复介护员与服务对象建立良好的第一印象。

（1）问候式："您今天感觉怎么样？""昨晚睡得好吗？""你觉得饭菜可口吗？"

（2）关心式："这两天天气冷，要多加点衣服，别着凉了。""您这样坐着，感觉舒服吗？""您想起床活动吗？等会儿我来扶您走走。"

（3）夸赞式："您今天的气色真不错。""您看上去比前两天好多了。""您真不简单，看过这么多书。"

（4）言他式："您的化验结果要明天才能出来。""您在看什么书呢？"

2. 提问技巧

（1）开放式提问又称"敞口式提问"或"无方向性提问"。问题的回答没有范围限制，服务对象可根据自己的观点、意见、建议和感受自由回答，康复介护员可以从中了解服务对象的想法、情感和行为。为获得真实资料，在提问时不要过多引导。

（2）闭合式提问又称"限制性提问"或"有方向性提问"，是将问题限制在特定的范围内，服务对象对问题的回答选择性很小，甚至可以通过简单的"是""否"或"有""无"进行回答。因问题的限制，服务对象没有机会解释自己的想法和释放自己的情感，康复介护员也难获得提问范围以外的其他信息。

3. 阐释技巧

阐释是对问题的叙述，并加以解释。有利于服务对象认识疾病、了解信息，消除其陌生感和恐惧感，从而采取有利于健康的生活方式。

4. 结束技巧

康复介护员不宜突然中断交谈，留意对方的暗示，恰到好处的掌握时间。

第4节　沟通交流忌讳

1. 不要与患者开玩笑

与患者开玩笑一定要慎重，防止玩笑过度，引起不良后果。

（1）根据患者的性格确定：有的患者活泼开朗、豁达大度，有的患者谨慎小心。对于性格开朗、宽宏大度的患者，稍微幽默一点、风趣一点，往往可使气氛活跃。对于谨慎小心的患者，则应少开玩笑。对于女性患者，开玩笑要适当，对于老年患者开玩笑时应注意给予更多的尊重。

（2）根据患者的情绪确定：同一个患者，在不同的时间里可能会有不同的心境和情绪。当患者情绪比较低落时，需要的是安慰和帮助。如果在这时开玩笑，患者会认为是在幸灾乐祸。如果在患者心情比较舒畅时，幽默风趣一下可能使患者情绪更好。

（3）根据场合、环境确定：在安静的环境中，患者正在休息时不宜开玩笑，否则会影响患者休息；在庄重和严肃的场合，如正在抢救患者，或进行尸体料理、参加遗体告别等，开玩笑会冲淡严肃的气氛；在一些悲哀的环境中，如参加追悼会或去探望患者时，不宜开玩笑，否则会引起误解。

开玩笑一定要注意内容健康、幽默风趣、情调高雅，切忌拿别人的生理缺陷开玩笑。还要忌开庸俗无聊、低级下流的玩笑。

2. 不要给患者起绰号

绰号即外号，它是根据别人的特点而人为产生的。有的绰号是褒义的，也有的是贬义的。不论是褒义的、还是贬义的绰号，都不能随便起。

3. 不要直接刺激患者

例如，患者问："小张，你说我这病怎么也不见好啊？""治不好，到哪里也治不好。""您患的是癌症，已经转移了。"这些都是康复介护员不该说的。防止由于语言不当，使患者紧张恐惧加剧，甚至感到绝望。

4. 不给患者消极暗示

例如，患者问："我这右侧胳膊和右腿一点感觉也没有，也动不了，还能恢复吗？"康复介护员冷冰冰地说："那谁敢保证呀，好也好不了多少。"患者听了这样的话，有的就会产生消极态度，不相信康复的治疗效果，对康复训练产生抵触心理，影响肢体的康复效果。

5. 不讽刺羞辱患者

例如，卧床的患者，再给患者擦拭身体时，多名医务人员进来查房，患者自己用手拽被子盖住身体，康复介护员讽刺羞辱患者说："哟，你还知道不好意思呢，都病成这样了还穿什么衣服啊，多麻烦啊。"这些话会让患者感到很没有自尊。

6. 忌表情淡漠

入院后患者应受到热情的接待。康复介护员应是态度和蔼可亲的，忌用命令式、强迫式的语言。护理患者时，如果是患者不配合也不应指责患者。不可在患者诉说病情时表现出不耐烦，如一会儿看看手表，一会儿东张西望，或过早评论说教等，都影响与患者的沟通。

7. 忌缺少理解

有的患者因疾病没有被确诊而感到困惑，对治疗效果不明显感到忧愁，对特殊检查或手术感到紧张和恐惧。康复介护员应给予更多的理解同情，站在患者的角度考虑问题。

8. 忌不关心患者

关心患者在护理患者中尤为重要，若能够主动为患者着想，则容易赢得患者的信任，能够进行语言交流的患者，可以说出自己的需求，比如冷热渴饿疼或痒，应按患者需求给予护理；对于不能交流的患者，需要康复介护员有足够的爱心和细心，细致观察患者的表情及身体变化，如患者出汗很多，在请医护人员排除病情问题外，给患者擦拭身体，注意不要过多的暴露身体，以免患者受凉，这些都能够体现出对患者的关心。

9. 忌不尊重患者

对患者做到一视同仁，不能依据患者的地位、身份、经济条件区别对待，以与自己的关系亲疏区别对待，使患者内心感到不平衡。

10. 忌传播患者信息

对患者的病情不相互传播，对患者的隐私要注意保密。杜绝捕风捉影、无事生非的议论；避免添油加醋、以讹传讹的猜疑；避免把别人的缺陷当成谈话资料；避免叽叽喳喳、传播是非，丢失了患者的信任。

11. 忌言而无信

康复介护员对患者要真诚相待，在患者需要帮助时能为患者排忧解难。要记住对患者的承诺，说过的话要负责任感，恪守信用、绝不食言，做到言而有信、行而有果。

第 5 节　常见沟通情景实例

情景 1. 初次见到患者如何自我介绍

康复介护员：您好，我是某某康复介护员公司的康复介护员赵某，以后您就叫我小赵就行，很高兴为您服务。

患者 / 家属：您好，你们是正规的康复介护员公司吗？入职前会体检和培训吗？

康复介护员：我们公司的康复介护员在进入公司之前必须经

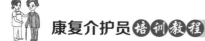
过体检、培训，经考试合格后才能留用上岗，否则是不予留用的（图 3-5）。

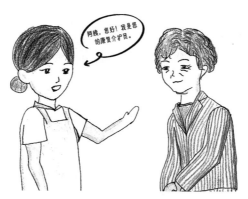

图 3-5　自我介绍

患者 / 家属：您有多大年龄？

康复介护员：今年 38 岁，做康复介护员这一行有七八年了，有丰富的护理经验了。

家属：您之前照顾什么情况的患者偏多呢。我母亲 76 岁，之前身体一直很好，生活可以自理。前段时间突然摔倒，经检查是蛛网膜下腔出血，好在出血量不大，保守治疗后头部出血已经控制住。现在我母亲左侧肢体偏瘫，左侧下肢有大面积淤紫，但是骨头没有损伤。现在留置有鼻胃管和导尿管，平时大便干燥需要用开塞露辅助排便。您之前照顾过类似病情的患者吗？

康复介护员：我这七年一直都在正规三甲医院工作，照顾过很多高龄且脑出血或者脑梗死的患者。我相信我可以胜任这份工作。对于像您母亲这种情况的患者，现阶段的病情相对稳定，主要是日常生活自理存在困难，从平常的生活自理到现在的依靠鼻饲进食，大小便不能自理要很大程度上依靠别人帮忙，心理一定会有极大落差。根据我这些年总结的经验，对这段时间照顾您母亲的生活有个大致的规划，如果您对我还满意并且对我的规划有兴趣，我可以详细的给您讲一下，不知道您时间是否允许。

家属：那太好了，那您就详细介绍一下吧。

康复介护员：对待患者细心、耐心是我的宗旨。每天多陪阿姨说说话，保证老人的开心最重要，只有阿姨接受自己身体状况的改变才能积极配合医护人员工作以及后期的康复治疗。阿姨年纪大，长期卧床皮肤很容易出现压疮，我会每天定时为阿姨擦洗，每两个小时协助老人改变体位，定时叩背，预防肺部感染，加强对阿姨的腿部按摩，这样能促进老人家的腿部血液循环，消除淤紫，也能很好的防止下肢血栓的形成。为尽早康复打下良好的基础。使患者早日回归正常生活这是我们共同的目标。留置胃管和导尿管的患者公司也为我们做过专业的培训，我会将管路妥善固定，保证翻身时不会牵拉，喂饭前会抬高床头，以防误吸。会积极协助患者配合医生护士的治疗。

家属：听过您的介绍我们就放心了，您这么有经验，我母亲就让您多费心了。

康复介护员：感谢您的肯定。让我们一起期待阿姨早日康复！

情景2. 带领患者检查时的沟通（对患者、工作人员）

1. 康复介护员与患者对话

康复介护员：您好，因为您这两天咳嗽的有点厉害，为进一步了解您肺部感染情况，医生通知您需要做 X 线检查，我会陪同您去。咱们准备一下，您现在需不需要去厕所？

患者：检查需要多长时间。

康复介护员：大概需要半个小时的时间。

患者：那我不用去厕所了。咱们用拿什么检查单吗？

康复介护员：检查单护士刚刚给我了，我会带好，我协助您穿好病号服咱们就可以直接去。

患者：我用注意些什么？

康复介护员：您需要除去身上的金属物品和饰品保存好。

患者：好的（图3-6）。

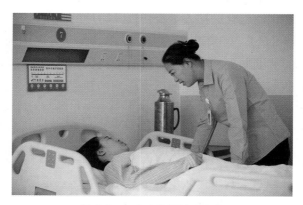

图3-6　与患者沟通检查事宜

康复介护员：放射科离咱们病区有点远，您行动不方便，我用轮椅推您过去，路上有什么不适请告诉我，我一直会陪在您身旁的。

康复介护员：（到达检查科室，患者坐在轮椅上，固定轮椅在护士站前）阿姨您等一下，自己不要动，我把检查单交给护士，问一下咱们什么时候能检查，然后告诉您。

康复介护员：阿姨，护士说咱们等大概五分钟，屏幕上会叫咱们的名字，咱们就可以进去做检查了。

患者：好的。

2. 康复介护员与护士对话

康复介护员：护士您好，我是 ×× 病区 × 床 ×× 的康复介护员，请您帮我看一下这个检查单。

护士：您好，请您陪同患者现在等候区稍等一下，排到您会在大屏幕上显示患者的姓名，您注意看大屏幕，身上的金属物品要去除保留好。

康复介护员：好的，我们已准备好。

情景 3. 为患者进行日常清洁时的沟通（晨间洗漱、晚间洗漱）

1. 晨间护理

康复介护员：阿姨（叔叔）您醒了吗？咱们该起床了，今天会带您做康复训练，咱们需要早点做好准备。协助患者到卫生间（注意地面是否有水并为患者穿上防滑拖鞋）或为行动不便的患者打水，帮助患者浸湿毛巾为患者清洁面部，清洁口腔。洗漱完毕整理床单位。

康复介护员：阿姨（叔叔）洗漱完毕了您在床上先休息（加护床挡），我去为您准备早餐。

2. 晚间护理

康复介护员：阿姨（叔叔）您好，休息时间到了让我协助您洗漱吧，早点休息有利于您身体恢复。协助患者到卫生间（注意地面是否有水并为患者穿上防滑拖鞋）或为行动不便的患者打水，帮助患者浸湿毛巾为患者清洁面部，清洁口腔。为患者进行足部泡洗时注意水温的调节，避免烫伤。

康复介护员：阿姨（叔叔）水的温度可以吗？泡脚时有什么不舒服及时跟我说，我帮您叫医生和护士。为患者洗漱完毕后，先协助患者卧床休息为其盖好被子加护床挡，再去整理用物并将地面擦拭干净（图 3-7）。

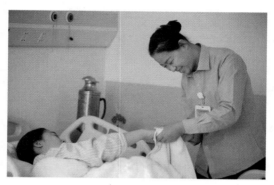

图 3-7　卸除患者身上配件或手饰

情景 4. 患者病程较长，不配合治疗时的沟通

　　康复介护员：我先给您倒了一杯水，您刚睡醒，喝点水润下嗓子。

　　患者：我不想喝水（不高兴，情绪有点激动）。

　　康复介护员：那我们先不喝，您可以和我说一下，为什么不想喝水吗？

　　患者：天天在床上躺着，天天喝水，根本没什么用。

　　康复介护员：阿姨，您先听我说，喝水不仅是为了帮助你补充水分，而且多饮水，通过排尿，可以减轻尿路感染，这样更有助于您以后尽快拔除尿管。

　　患者：可是天天喝水，该不舒服的时候还是不舒服。

　　康复介护员：身体的康复锻炼是一个循序渐进的过程，不能着急，如果我们不配合医生的治疗，那么我们的恢复速度就会减慢。要不这样，我们少喝点水，再吃点您喜欢吃的水果，这样可以吗？

患者：好吧。

康复介护员：这样才对，生活中有什么困难，您和我说，我们一起商量解决（图 3-8）。

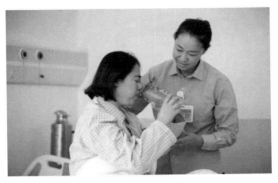

图 3-8 协助患者饮水

情景 5. 协助患者就寝的沟通

康复介护员：叔叔 / 阿姨，现在已经是晚上 10 点了，我们准备休息吧！

患者：我想再晚一点休息。

康复介护员：我们还是要按时休息才好啊！要保证充足的睡眠，这样才能有精神去进行康复训练和治疗，同时也是为了不影响病友的休息。您看，大家都睡了，您也睡吧！

患者：嗯，好吧！

康复介护员：您看我还需要协助您去卫生间吗？

患者：不用了，谢谢！

康复介护员：嗯，那我帮您把被子盖好吧。夜里您有什么需要或者不舒服，您及时叫我，我就在您床旁。那您休息吧（把床挡上好，注意安全）！

情景 6. 主任进行查房时的沟通（病房的准备、患者的安抚）

环境准备： 床单位干净整洁，关闭电视，移开床旁椅子（床旁椅子放置餐桌下，餐桌上无物品摆放，床头桌摆放物品仅限于纸巾、水杯），拉开窗帘或隔帘（查体时，站在病房外等候，等候期间禁止随意走动）。

患者准备： 协助患者提前去卫生间，穿病号服，患者身体清洁无异味。

康复介护员准备： 着工作服（礼仪站姿，准备医生查房，当医生为患者查体时，如不需要协助，到病房门口等候）。可提前将要告知医生的事情或家属交代的事情提前转交给责任护士。协助患者摆放好体位。

康复介护员： 您好，一会主任和主治医生要过来为您检查身体，您要不要去卫生间？您可以想想有什么想和大夫沟通的事情。

患者： 好的。

康复介护员： 协助患者整理好病号服，为了更好的精神面貌，我为您把床头摇起来（根据病情而定，床头高度），在摇床期间，您有什么不舒服，及时和我说（图 3-9）。

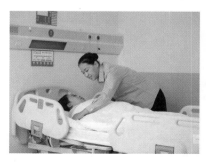
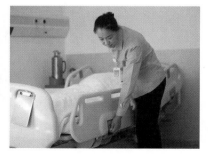

图 3-9　安抚

患者：好的。

康复介护员：您好，医生和主任来了，和您沟通病情，您有什么需要及时和大夫沟通，我就在病房门口，如果有什么需要，您叫我。

患者：好的。

康复介护员：在病房外等候。查房后，及时回病房，保证患者 24 小时有人陪护。

情景 7. 康复介护员短时间离开（如上厕所、打水、取餐等）应如何与患者沟通

康复介护员：阿姨，现在我要帮您去楼道里取餐（或打水、上厕所等），大概五分钟回来，请问您现在有什么需要帮忙的吗？需要喝水或者是上厕所吗？

患者：我现在没什么事，你放心去吧。

康复介护员：那我把呼叫器放在您手边，有什么需要您就叫护士，或者是身边的人，床挡我也先给您拉上了，我不在的时候您先不要随意乱动，以免发生坠床。我快去快回。

患者：好的。

情景 8. 患者呼叫值班医生、护士，而工作人员因抢救其他患者未能及时到达时，应如何沟通

康复介护员：阿姨您呼叫护士有什么事吗？

患者：哦，也没多大的事，就想让护士给我量个血压，看看血压咋样？

康复介护员：阿姨您现在是有感觉不舒服吗？

患者：哦，那到没有，这不这两天换降压药了嘛，想看看效果。

康复介护员：阿姨，那您稍等会我去帮您叫护士（康复介护员前往护士站后返回病房）。

康复介护员：阿姨，现在护士们正在忙着抢救患者呢！现在无法立刻来帮咱量血压，得稍等一会啦！

患者：唉！那行吧，只能等着啦！

康复介护员：阿姨，咱们先静下来躺会休息一下，您看咱们刚吃完饭，我记得护士给我们培训的时候说过，测血压前需要静卧休息，特别是饭后、活动后测量出来的血压都不准确，正好，咱们休息一下，等一会护士忙完咱们再测更准确。

患者：好的，那我先躺会，一会你再去叫护士！

康复介护员：好的（图3-10）。

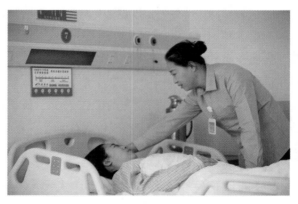

图3-10　对患者进行日常询问

情景9. 患者不愿意穿着病号服时应如何沟通

康复介护员：您好大姐，咱们换上医院病号服吧。

患者：为什么要穿病号服？我不想穿。

康复介护员：医院有统一着装要求，就像我们康复介护员，穿的是我们的康复介护员服，护士穿的护士服，咱也换上吧？

　　患者：病号服太大了，不舒服，而且我觉得这个衣服不干净。

　　康复介护员：医院都是统一消毒的，您不用担心衣服上有细菌，您先试试，实在不合适，我找护士看看能不能给咱换一件。

　　患者：我还是有点不想穿。

　　康复介护员：大姐，您穿自己的衣服在医院里做检查和治疗，还是有些不方便，您的衣服大多数是紧身的，病号服是宽松的，便于医生给您做检查，像咱们马上去一楼做 X 线检查，您这衣服有拉链，肯定是不行的。

　　患者：好吧，那我先试试，不合适你去找护士换一件，其实，我是想穿新的，这衣服有线头，这还有个小洞。

　　康复介护员：好吧，那我去问问护士，有没有新的，如果实在没有，给您换一件相对于这件来说的新一点衣服好吗？

　　患者：好吧，谢谢你，你真有耐心。

　　康复介护员：您客气了，这是我应该做的（图 3-11）。

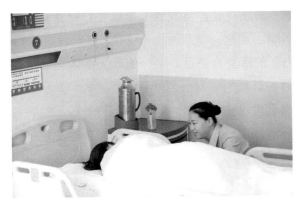

图 3-11　耐心为患者说明情况

情景 10. 同病室／病房患者病情较重，影响患者休息，应如何沟通（对患者、对同病房患者及康复介护员）

情节实例：1 床患者下午刚做完手术，术后疼痛，晚间无法入眠，同时影响到同病室 2 床的患者和康复介护员休息，他们找到 1 床患者的康复介护员，表示愤怒和不满。

2 床患者：气死我了，昨晚 1 床折腾一晚上，害得我一晚上没有睡好，一会去找医生去，我可不住这屋了。

2 床患者的康复介护员：是有点吵，毕竟他昨天刚做完手术，估计今天晚上就能好些了，您别生气了，本来您昨晚没睡好就会影响血压，您再生气一会血压该升高了，而且，他昨天刚做完手术，术后第一天最疼最难受，想想咱们当初手术完的时候也是疼了一晚上呢，咱们也理解一下，毕竟都是病友，相互理解，您看他现在安静下来了，您也趁这会再休息一下，一会睡醒您就会感觉舒服些。

2 床患者的康复介护员找到 1 床患者的康复介护员：你家患者昨晚太折腾了，这一晚上，我和我家患者都没有睡好。

1 床患者的康复介护员：是，他昨天刚做完手术，这一晚，我也没睡好，打扰到你们我也挺不好意思的，我尽量做什么事都小点声，晚上也没敢开大灯，我也会婉转的跟我的患者说一声，让他尽量小一点声，晚上安静休息，咱们得相互理解一下，过两天应该就会好些了。

2 床患者的康复介护员：没什么，我家患者也理解，毕竟是术后第一晚嘛，我就是怕他休息不好影响他的病情，咱们都是为了患者好。

情景 11. 家属询问患者近期情况时应如何沟通

家属：请问我们家 × × 吃饭怎么样？

康复介护员：患者食欲挺好的，我们每天的食物都是荤素搭配，营养均衡。

家属：他心情好吗？跟您闹脾气吗？

康复介护员：没有跟我闹，他跟病友相处得很好，医护人员也总指导他做康复训练，所以他每天过的挺充实的。

家属：他现在康复项目多吗？

康复介护员：总的来说，他的康复项目是医生合理安排的，劳逸结合，这样他既不会觉得特别累，每日康复回来我都会问他感觉怎么样，他感觉训练的很好，有进步。

家属：他有没有说想家啊？

康复介护员：是有表现出想家，但是他更想等完全康复之后，自理能力提高了再回家，让你们也跟着开心。

家属：他现在还在输液吗？

康复介护员：每日都输液，每日护士都会在他做康复训练回病房后按时给他输液治疗。

家属：大夫每天来查房吗？

康复介护员：大夫每天都查房，问问有没有不舒服的表现，饮食睡眠情况的都问的比较仔细。

家属：我们这得多久能出院啊？

康复介护员：这个得看咱们康复的情况，个人情况不一样，具体您再跟咱们主管医生沟通一下。

情景 12. 患者不遵守作息时间，午休或晚间熄灯仍看电视或听收音机等情况，应如何处理

康复介护员：阿姨现在晚上 11 点了，已经是休息时间了，您该睡觉了。

患者：好的，知道了。（只是应付了一下并没有睡觉的意思）。

康复介护员（5 分钟）：您不能再看了，已经 5 分钟了，大家都休息了，您看您眼睛都红了，这样没有一个好的睡眠也不利于您的康复呀。

患者（不耐烦）：你话真多，我知道了，看完这段节目就睡。你别老盯着我，就算我躺下我也睡不着（说完继续看电视）。

康复介护员：阿姨呀，长时间盯着荧屏，会使眼球充血，更会使眼球视网膜感光功能失效，同时还会出现眼干涩。还会引起视觉障碍，造成自主神经紊乱。

康复介护员：如果长时间熬夜还会使您免疫力下降，严重的还会导致头疼、腰酸背疼、肠胃不适。来医院是为了更好的治疗与康复，所以咱们一定要遵守作息时间，这样既能保证自己充分的睡眠也不会影响他人休息。

患者：你这样说我就明白了，配合配合（表示理解的微笑）（图 3-12）。

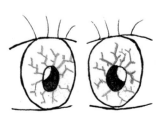

图 3-12　眼疲劳

情景 13. 患者执意要在病房吸烟应如何处理?

康复介护员：大爷您别抽烟了，咱们嗑嗑瓜子聊聊天吧，您看您闺女给您送来的瓜子多饱满，一看就很香。

患者：你懂什么！饭后一根烟，赛过活神仙啊。

康复介护员：您看这墙上写的禁止吸烟，床头还有氧气管呢，氧气遇到明火很容易发生火灾或者爆炸，很危险的，我前几天还看到一个新闻，说是一家医院因为患者吸烟失火了。

患者：真的假的？你别吓我啊！

康复介护员：我没骗您，大爷，还有您每天都在咳嗽，您没发现吗？

患者：我咳嗽这么多年了，这不也没什么大事吗！

康复介护员：吸烟最伤害肺部了，对您的心血管系统也不好，而且您看您抽完烟后，咱们屋里飘的都是烟味，不仅对咱们身体不好，还影响了别的患者，这样多不好意思啊，待会护士该过来对咱们进行思想教育了。

患者：那我有时候就想抽一口怎么办？都抽这么多年了，一时半会也戒不掉啊！

康复介护员：那咱们就慢慢来，您如果实在忍不住想抽烟了，我就带您到外面抽烟区去抽一口您看行吗？咱们正好借住院这段时间把烟给戒了多好啊。等到您闺女来看您了，肯定特别开心，您说是吧！

患者：你说的有道理，那我就先不抽了，瓜子拿来我尝尝。

情景 14. 患者家属要求康复介护员拍摄医生及护士操作时，康复介护员应如何与家属沟通，如何与医护人员沟通

家属（刘某）："小王，明天护士换药的时候拍一张照片发给我，我想看看他们是怎么操作的。"

康复介护员（小王）："刘姐，医院明文规定严禁拍摄医务人员操作过程，这样会影响医护人员的操作流程，对患者换药时要求的无菌环境也有影响。"

家属（刘某）："医院还有这种规定？就拍一张照片应该不碍事吧？"

康复介护员（小王）："刘姐，您这样是不对的，这样不仅暴露了医护人员的隐私，如果大家都拍照，对患者的隐私和心理也有影响，而且作为医院的一名康复介护员，在入职时我们接受了专业而且系统的培训，这样有违于我的职业道德，对不起我不能这样做。"

家属（刘某）："小王，之前是我不知道这些，现在我知道了，谢谢你，我不会再这样要求了。"

康复介护员（小王）："张护士，刚才 3 床家属要求我拍摄你们操作时的照片，我拒绝并向她说明了原因，这样不利于患者的伤口恢复，也影响了他的心理康复，家属也理解并认同了医院的规定，保证了以后再也不会提出这样不符合医院规定的要求。"

护士（小张）："小王，你做得对，医生、护士和康复介护员之间就应该这样配合，共同为患者打造一个舒适、安全的康复环境，保证每一位患者在住院期间都能得到良好的治疗及康复环境，家属那边我们也会跟她沟通，让她理解并支持我们的工作，辛苦你了。"

第4章 康复介护员照护技能培训教程

一、六步洗手法

您真的会洗手吗？洗的对吗？我们先来做个试验：把蓝色颜料涂抹在手上，首先照着平常的洗手方法，会发现有很多留白的地方，这就是我们没洗到的地方，这样洗手显然不到位。现在我们就一起学习六步洗手法。

六步洗手法

【定义】

洗手：医务人员用流动水和洗手液（肥皂）揉搓冲洗双手，去除手部皮肤污垢、碎屑和部分微生物的过程。

【目的】

洗手可以保持手部清洁，避免交叉感染，预防和控制医院感染的发生。

【用物准备】

流动水、洗手液、毛巾或擦手纸、护手霜。

【操作流程】

在流动水下，淋湿双手。取适量洗手液（肥皂），均匀涂抹至整个手掌、手背、手指和指缝。认真揉搓双手至少 15 s，注意清洗双手所有皮肤，包括指背、指尖和指缝，具体揉搓步骤（步骤不分先后）：

（1）内：掌心相对，手指并拢，相互揉搓。

（2）外：手心对手背沿指缝相互揉搓，交换进行。

（3）夹：掌心相对，双手交叉指缝相互揉搓。

（4）弓：弯曲手指使关节在另一手掌心旋转揉搓，交换进行。

（5）大：右手握住左手大拇指旋转揉搓，交换进行。

（6）立：将五个手指尖并拢放在另一手掌心旋转揉搓，交换进行。

最后，在流动水下彻底冲净双手，擦干，取适量护手液护肤（图 4-1 ~ 图 4-8）。

【注意事项】

洗手的时机请牢记两前三后：

（1）接触患者前。

（2）清洁、无菌操作前，包括进行侵入性操作前。

（3）在暴露患者体液风险后，包括接触患者黏膜、破损皮肤或伤口、血液、体液、分泌物、排泄物、伤口敷料等。

（4）接触患者后。

（5）接触患者周围环境后，包括接触患者周围的医疗相关器械、用具等物体表面后。

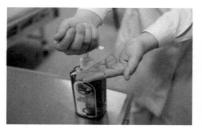

在流动水下，淋湿双手。取适量洗手液（肥皂）。

图 4-1　准备

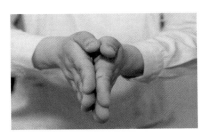

内：掌心相对，手指并拢，相互揉搓。

图 4-2　第一步

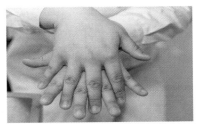

外：手心对手背沿指缝相互揉搓，交换进行。

图 4-3　第二步

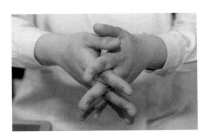

夹：掌心相对，双手交叉指缝相互揉搓。

图 4-4　第三步

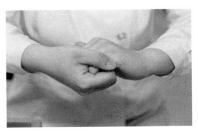

弓：弯曲手指使关节在另一手掌心旋转揉搓，交换进行。

图 4-5　第四步

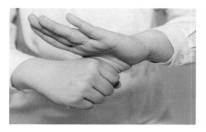

大：右手握住左手大拇指旋转揉搓，交换进行。

图 4-6　第五步

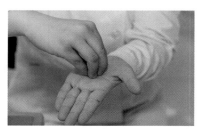

立：将五个手指尖并拢放在另一手掌心旋转揉搓，交换进行。

图 4-7　第六步

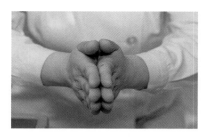

在流动水下彻底冲净双手；使用毛巾或擦手纸擦干。

图 4-8　净手、结束

二、协助患者刷牙

协助患者刷牙

　　在我们护理患者的过程中，针对那些神志清楚，生活能部分自理的患者，我们要督促、协助患者每天定时刷牙，保持口腔清洁，预防口腔感染，对于不能配合的患者需要进行口腔护理。

【目的】

保持口腔清洁、无异味，使患者舒适，预防口腔感染等并发症的发生；促进食欲，保持口腔正常功能；观察口腔黏膜及舌苔有无异常及特殊气味，以了解患者是否有病情变化。

【用物准备】

牙刷、牙膏、水杯、污水杯或水池、大毛巾或围嘴。

【操作流程】

（1）向患者做好解释说明，并取得患者的配合。

（2）康复介护员洗手，准备用物，协助患者床上坐位或到卫生间。

（3）床上坐位患者提前为患者放好小桌板或移动餐桌。

（4）根据患者情况给予使用围嘴或毛巾，避免打湿衣服。

（5）水杯中盛 2/3 温水，不可过多，水温为 30 ～ 36℃。

（6）将牙刷蘸湿，挤上长度约 1 cm 的牙膏，横放在水杯上。

（7）康复介护员协助患者漱口，将牙刷递给患者，自己手持水杯，污水杯置于手旁。

（8）协助患者使用牙刷上下刷牙，及时漱口，鼓励患者身体微前倾，避免淋湿衣服。

（9）刷牙完毕，接过患者牙刷将刷头朝下放于水杯中，将手中用物放于桌面。

（10）协助患者毛巾擦脸，撤除围嘴或毛巾。

（11）协助患者取舒适卧位，整理床单位，确定床挡固定好或患者在卫生间站稳后，流动水清洗牙刷刷头，将刷头朝上放于水杯中，清洗毛巾晾干。

（12）康复介护员洗手，所有物品归位（图 4-9 ～图 4-18）。

【注意事项】

（1）牙刷要专人专用，老年人或者牙龈容易出血的患者建议使用软质刷头的牙刷。

（2）牙膏不要挤得太多，如患者清醒需及时沟通，尊重患者的生活习惯。

（3）不要将脸盆或漱口水杯放在床上，避免弄湿床单。

（4）患者有活动义齿，要先取下，流动水冲洗后放在盛清水的杯子里，不能用热水烫，也不能用酒精浸泡。

（5）患者刷牙过程中可以观察是否有牙结石、牙垢、口腔溃疡、口臭、舌苔增厚、牙周炎、蛀牙或假牙不合适等情况，及时告知医务人员。

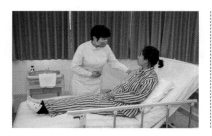

用物准备：牙刷、牙膏、水杯、污水杯或水池、大毛巾或围嘴。

图4-9　准备

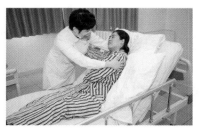

向患者做好解释说明，取得患者的配合，康复介护员洗手，协助患者床上坐位或到卫生间。

图4-10　第一步

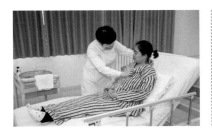

根据患者情况保持正确的体位。

图 4-11　第二步

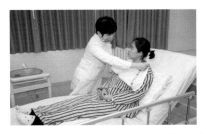

根据患者情况使用围嘴或毛巾，避免打湿衣服。

图 4-12　第三步

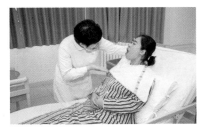

将牙刷蘸湿，挤上长度约 1 cm 的牙膏。

图 4-13　第四步

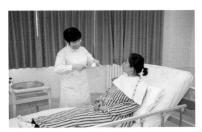

水杯中盛 2/3 温水，不可过多，水温为 30~36℃，协助患者漱口，检查患者口腔。

图 4-14　第五步

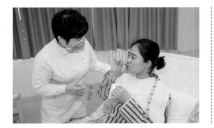

康复介护员协助患者漱口，将牙刷递给患者，自己手持水杯，污水杯置于手旁。

图 4-15   第六步

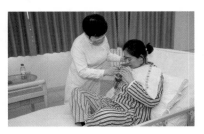

协助患者使用牙刷上下刷牙，及时漱口，鼓励患者身体微前倾，避免淋湿衣服。

图 4-16   第七步

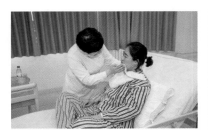

刷牙完毕，接过患者牙刷将刷头朝下放于水杯中，将手中用物放于桌面。协助患者毛巾擦脸，撤除围嘴或毛巾。

图 4-17   第八步

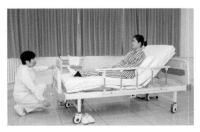

协助患者取舒适卧位，整理床单位，确定床挡固定好或患者在卫生间站稳后，流动水清洗牙刷刷头，将刷头朝上放于水杯中，清洗毛巾晾干。

图 4-18   第九步

三、协助患者洗脸洗手

协助患者
洗脸洗手

患者住院期间，仍旧需要保持一个良好的仪容仪表，在我们的照护过程中需要协助患者每天早晚洗脸、洗手，体现一个良好的精神面貌。

【目的】

保持面部、手部清洁，增加患者舒适度。

【用物准备】

脸盆、毛巾、洗面奶或肥皂、大毛巾或围嘴、护肤品。

【操作流程】

（1）向患者做好解释说明取得患者的配合。

（2）康复介护员洗手，准备用物，协助患者床上坐位或到卫生间。

（3）水盆中盛 2/3 温水，不可过多，水温为 30 ~ 36℃。

（4）解开第一个衣扣，反折衣领，垫大毛巾或围嘴，避免打湿衣被，根据患者喜好选择洗面奶或肥皂。

（5）毛巾浸水后拧干递给患者，如患者不能自行擦脸，康复介护员可以按照从内到外，从内眼角到外眼角；从额头到面颊；再到下巴的 S 形擦拭。

（6）康复介护员注意可将毛巾缠在手上，擦拭不同部位时用毛巾不同的面，不要忽略鼻翼两侧、耳朵及皮肤皱褶处的清洁。

（7）洗手时注意观察患者手部或前臂是否有输液针，避免淋湿穿刺部位；对于偏瘫患者的患手应轻柔擦拭，不能暴力掰开患者痉挛的手指，可以使用小毛巾擦拭指缝间或温水浸泡清洗。

（8）协助患者涂抹护肤品，采取舒适体位，整理床单位。确定固定好床挡或患者坐稳后整理用物（图 4-19 ~ 图 4-27）。

（9）康复介护员洗手，所有物品归位。

【注意事项】

（1）卧床患者经常会有眼屎，如不及时处理容易诱发结膜炎，康复介护员可以使用干净湿润的毛巾或小手绢从内眼角向外眼角擦拭，擦拭好一只眼睛后，注意毛巾换清洁面擦拭另一只眼睛。

（2）如眼屎已经干燥硬结，先用温水毛巾覆盖眼睛，待眼屎软化后擦去，必要时遵医嘱使用眼药水。

（3）偏瘫患者因皮肤代谢问题易手出汗较多或有臭味的情况，注意清洁指缝，不可暴力掰患者手指。

（4）脸盆要放床头桌或稳定平面，不能放于床上避免倾倒。

（5）毛巾不可过湿，以免打湿被褥。

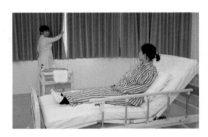

向患者做好解释说明，取得患者的配合。

图 4-19　第一步

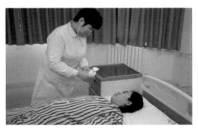

康复介护员洗手，准备用物，协助患者床上坐位或到卫生间。

图 4-20　第二步

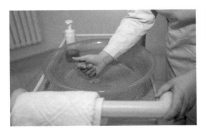

水盆中盛 2/3 温水，不可过多，水温为 30 ~ 36℃。

图 4-21　第三步

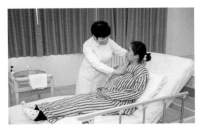

解开第一个衣扣，反折衣领，垫大毛巾或围嘴，避免打湿衣被，根据患者喜好选择洗面奶或肥皂。

图 4-22　第四步

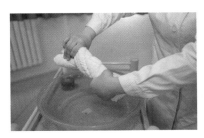

毛巾浸水后拧干递给患者，如患者不能自行擦脸，康复介护员可以按照从内到外，从内眼角到外眼角；从额头到面颊；再到下巴的 S 形擦拭。

图 4-23　第五步

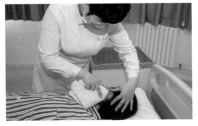

康复介护员注意可将毛巾缠在手上，擦拭不同部位时用毛巾不同的面，不要忽略鼻翼两侧、耳朵及皮肤皱褶处的清洁。

图 4-24　第六步

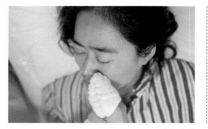

清洁面部时要注意由内向外，由上向下的顺序，使用毛巾清洁的一角擦拭眼角处皮肤，同时注意更换毛巾另一面擦拭鼻翼处皮肤。

图 4-25　第七步

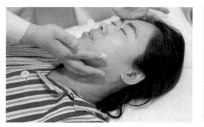

协助患者涂抹护肤品，采取舒适体位。

图 4-26　第八步

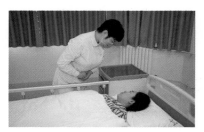

整理床单位。确定固定好床挡或患者坐稳后整理用物。

图 4-27　第九步

四、协助患者洗头

协助患者洗头

患者卧床时间长，难免出现头发打结、异味、头皮发痒的情况，如何完成卧床患者的洗头？我们一起来学习一下。

【目的】

为卧床患者洗头，保持头发清洁，促进头皮血液循环，提高患者舒适度。

【用物准备】

洗头盆、污物盆（水桶）、冲洗壶、温水、毛巾 2 条、棉球 2 个、梳子、一次性中单 2 块、洗发液、吹风机或干发帽、必要时准备干净上衣。

【操作流程】

（1）向患者做好解释说明，取得患者的配合。

（2）康复介护员洗手，关好门窗，调节室温保持在 23 ~ 25℃。

（3）协助患者取仰卧位，移开床旁桌，卸除床头，撤除枕头放置身体一侧。

（4）床头铺一次性中单，上面铺大浴巾；再铺一层一次性中单，上面放洗头盆，患者头部枕于洗头盆正中位置。

（5）洗头盆脏水管下接污物盆（或水桶）。

（6）将患者第一个衣扣解开向内反折，颈部垫干毛巾，耳朵可以塞棉花，避免进水。

（7）用手撩水至患者头部再次确认水温是否合适（40 ~ 45℃），用冲洗壶淋湿患者头发，涂抹少量洗发液。

（8）使用适当力道用指腹为患者按摩头皮，揉搓头发。

（9）清洗脑后部头发时，可一手将患者头部托起，一手揉搓。

（10）为患者冲水，用冲洗壶或毛巾撩水，从额部头发开始顺序冲洗，脑后冲洗同前。

（11）冲洗结束连同床上中单一起撤除，洗头盆放置于地面或床旁椅上。

（12）使用大毛巾包裹头发及时擦干，必要时使用吹风机或干发帽，梳理头发或扎辫子。

（13）检查患者上衣，如有潮湿及时更换，协助患者采取舒适体位，确定固定好床挡后整理用物。

（14）康复介护员洗手，所有物品归位（图4-28 ～图4-38）。

【注意事项】

（1）洗发前询问患者是否排尿排便。

（2）洗发过程中观察患者的反应，如有头晕不适立即停止，并告知护士。

（3）注意康复介护员不能留指甲，不能戴首饰，使用指腹揉搓头皮，力道适中。

（4）洗发过程中防止水流入耳朵和眼睛，及时擦干。

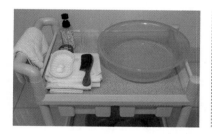

准备好用物；向患者做好解释说明，取得患者的配合。

图4-28　第一步

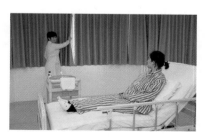

康复介护员洗手，关好门窗，调节室温保持在23~25℃。

图4-29　第二步

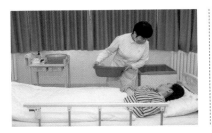

协助患者取仰卧位，移开床旁桌，卸除床头，撤除枕头放置身体一侧。

图 4-30　第三步

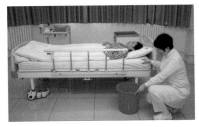

床头铺一次性中单，上面铺大浴巾；再铺一层一次性中单，上面放洗头盆，患者头部枕于洗头盆正中位置。洗头盆脏水管下接污物盆（或水桶）。

图 4-31　第四步

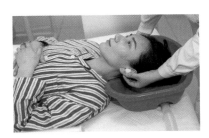

将患者第一个衣扣解开向内反折，颈部垫干毛巾，耳朵可以塞棉花，避免进水。

图 4-32　第五步

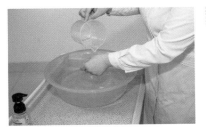

用手撩水至患者头部再次确认水温是否合适（40～45℃），用冲洗壶淋湿患者头发。

图 4-33　第六步

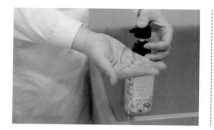

给予涂抹少量洗发液。清洗脑后部头发时，可一手将患者头部托起，一手揉搓。

图4-34　第七步

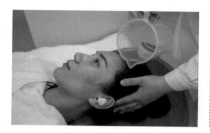

为患者冲水，用冲洗壶或毛巾撩水，从额部头发开始顺序冲洗，脑后冲洗同前。

图4-35　第八步

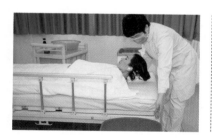

冲洗结束连同床上中单一起撤除，洗头盆放置于地面或床旁椅上。

图4-36　第九步

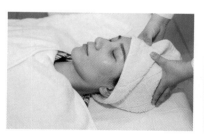

使用大毛巾包裹头发及时擦干，必要时使用吹风机或干发帽，梳理头发或扎辫子。

图4-37　第十步

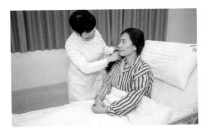

检查患者上衣，如有潮湿及时更换，协助患者采取舒适体位，确定固定好床挡后整理用物。

图 4-38　第十一步

五、协助患者床上擦浴

协助患者
床上擦浴

床上擦浴对于新手康复介护员来说是一项很艰巨的任务，如何在擦浴过程中保护患者隐私、避免着凉，同时又能确保皮肤的有效清洁，并使患者满意呢？接下来我们来学习协助患者床上擦浴。

【目的】

为卧床、生活不能自理的患者用湿热毛巾擦拭身体，保持清洁，预防感染；促进血液循环；防止压疮和肢体痉挛的发生；有利于观察皮肤问题及增进感情交流，改善患者情绪。

【用物准备】

较深些的脸盆，温水，大浴巾 1 条，毛巾 4 ~ 5 条（面部、躯体、会阴、足部分开），沐浴液，护肤品，干净衣服，指甲刀，一次性中单，纸尿裤。

【操作流程】

（1）康复介护员洗手，关好门窗，调节室温保持在 23 ~ 25℃。

（2）向患者做好解释说明，取得患者的配合，协助患者提前排便，如果有引流管需提前固定好管路，请护士给予必要的指导及协助。

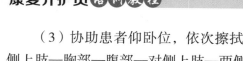

（3）协助患者仰卧位，依次擦拭：面部—耳朵—颈部—一侧上肢—胸部—腹部—对侧上肢—两侧下肢—会阴处；协助患者左右侧卧，依次擦拭：背部—两肋—腰部—肛周皮肤；根据患者情况给予清洁手部及足部。

（4）擦拭肢体时从肢体远端向心脏方向按摩擦拭，促进血液循环。

（5）擦手臂脱下一侧衣袖，从手向肩部擦拭，画圈擦拭肘部内侧，擦拭腋窝可以将患者手臂外展或前举起。

（6）胸部擦拭：脱下上衣，从颈部开始向胸部打圈擦拭，注意女性乳房下面容易藏污垢。

（7）腹部擦拭：注意不要过度用力压迫内脏，从脐周起始顺时针画圈擦拭。

（8）腿部擦拭：上半身给予保温，依次从脚腕—膝—大腿从下到上进行擦拭，膝关节及腘窝处打圈擦拭。

（9）会阴处擦拭：患者取截石位（仰卧双腿屈曲，暴露会阴），注意会阴清洗使用专用洗剂或肥皂清洁，如有异味或分泌物异常及时告知护士。

（10）背部擦拭：注意患者侧卧位时保持身体前倾的姿势，保持呼吸道通畅，康复介护员一手扶住患者，一手依次擦拭两侧肩胛区—两侧脊柱旁—从下向上打圈擦拭两侧背部。

（11）肛周擦拭：注意观察有无痔疮及出血，使用专用洗剂或肥皂清洁。

（12）擦拭后按摩：枕后—耳廓—肩部—手肘—臀部—两侧髋部—足跟等部位属于骨隆突处，容易产生压疮，擦拭后可以进行按摩并涂护肤油保护。

（13）擦拭后协助患者采取舒适体位，确定固定好床挡后整理用物。

（14）康复介护员洗手，所有物品归位（图 4-39 ～图 4-45）。

【注意事项】

（1）床上擦浴前确认患者状态，避开发热、脉搏过快、血压较高等身体不佳的状况。

（2）擦拭前先排便，避开进食前后 1 h。

（3）擦拭过程中注意保暖，使用大浴巾垫于患者身体及被子之间，避免淋湿被褥。

（4）注意保护患者隐私，尊重患者。

（5）擦拭过程中患者如有不适及时停止并告知护士。

（6）所有物品准备齐全，擦拭完毕后给患者更换干净衣服。

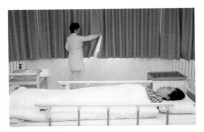

向患者做好解释，取得患者的配合，协助患者提前排便，引流管需提前固定好管路。关好门窗，调节室温保持在 23~25℃。

图 4-39　第一步

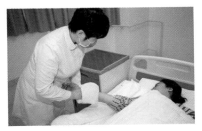

依次擦拭：面部—耳朵—颈部—一侧上肢—胸部—腹部—对侧上肢—两侧下肢—会阴处。

图 4-40　第二步

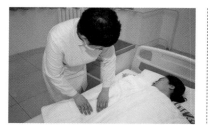

擦手臂腕下一侧衣袖，从手向肩部擦拭，画圈擦拭肘部内侧，擦拭腋窝可以将患者手臂外展或前举起。

图4-41　第三步

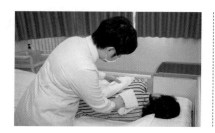

背部擦拭：注意患者侧卧位时保持身体前倾的姿势，保持呼吸道通畅，康复介护员一手扶住患者，一手依次擦拭两侧肩胛区—两侧脊柱旁—从下向上打圈擦拭两侧背部。

图4-42　第四步

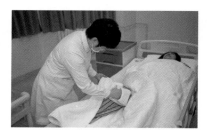

腿部擦拭：上半身给予保温，依次从脚腕—膝—大腿从下到上进行擦拭，膝关节及腘窝处打圈擦拭。

图4-43　第五步

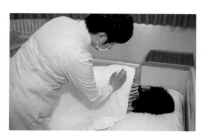

擦拭后按摩骨隆突处，该处容易产生压疮，按摩后涂护肤油保护。

图4-44　第六步

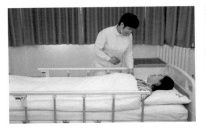

协助患者换上清洁干净衣物，协助患者采取舒适体位，确定固定好床挡后整理用物。

图 4-45　第七步

六、协助患者更换衣服

协助患者
更换衣服

日常生活护理过程中经常会遇到患者出汗较多、衣服潮湿或裤子被尿湿的情况，如果患者卧床又不能很好的配合，该如何为患者更换衣服呢？

【目的】

保持衣服整洁、干净，提高患者舒适度，保护患者自尊。

【用物准备】

清洁衣服，在医院穿病号服或选择棉质、宽松的服装。

【操作流程】

（1）康复介护员洗手，准备干净衣服，必要时准备一次性中单或纸尿裤。

（2）向患者做好解释说明，取得患者的配合，协助患者提前排便，如果有引流管需提前固定好管路，请护士给予必要的指导及协助。

（3）关好门窗，调节好室温。

（4）协助患者仰卧位，掀开近侧被子，解开上衣衣扣，脱近侧衣袖同时穿上干净衣服的衣袖，将袖子尽量向领口处拉。

（5）协助患者向对侧翻身，脱下的脏上衣向内卷，干净上衣向外卷平掖于患者身下。

（6）协助患者躺平后向近侧翻身，脱掉脏上衣，将干净衣服向对侧肩部拉，穿上对侧衣袖。

（7）拉平身后衣服。

（8）协助患者仰卧位，系好扣子，整理衣领。

（9）松开患者裤带，嘱患者屈腿抬臀或一手托患者腰骶部，一手将裤子脱至臀以下，拽住裤腿脱下裤子。

（10）康复介护员将手从干净裤子的一侧裤腿处伸入，握住患者脚踝，另一手向大腿方向提拉，同样的方法穿好另一侧裤腿。

（11）将裤子穿至臀以下，嘱患者屈腿抬臀或协助患者侧身穿好裤子，系好裤带。

（12）协助患者取舒适体位，盖好被子，固定好床挡后再处理脏衣服。

（13）康复介护员洗手，必要时开窗通风（图4-46～图4-54）。

【注意事项】

（1）偏瘫患者先脱健侧，再脱患侧，穿衣服时先穿患侧，再穿健侧。

（2）操作轻柔，避免拉拽患者，注意观察患者有无不适。

（3）更换衣服过程中注意保暖，不可裸露患者身体。

（4）及时清理二便，按需更换一次性中单或纸尿裤。

（5）换下的衣服需要检查口袋，有物品及时取出再进行处理。

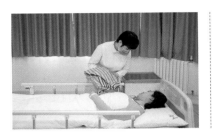

向患者做好解释说明，取得患者的配合，协助患者提前排便，如果有引流管需提前固定好管路。

图 4-46　第一步

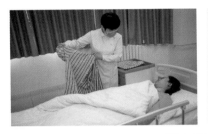

协助患者仰卧位，掀开近侧被子，解开上衣衣扣，脱近侧衣袖同时穿上干净衣服的衣袖。

图 4-47　第二步

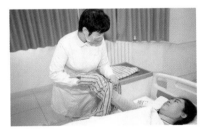

协助患者向对侧翻身，脱下的脏上衣向内卷，干净上衣向外卷平。

图 4-48　第三步

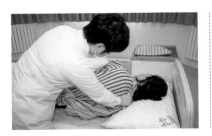

协助患者近侧翻身脱掉脏上衣，将干净衣服向对侧肩部拉，穿上对侧衣袖。

图 4-49　第四步

康复介护员培训教程

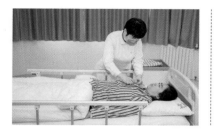

协助患者仰卧位，系好扣子，整理衣领。

第 4-50　第五步

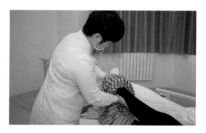

松开患者裤带，嘱患者屈腿抬臀或一手托患者腰骶部，一手将裤子脱至臀以下，拽住裤腿脱下裤子。

图 4-51　第六步

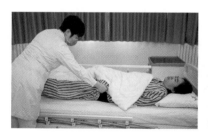

协助患者先穿上患侧裤腿；再协助患者穿上健侧裤腿。

图 4-52　第七步

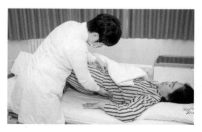

将裤子穿至臀以下，嘱患者屈腿抬臀或协助患者侧身穿好裤子，系好裤带。

图 4-53　第八步

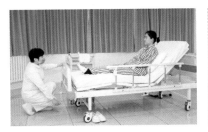

协助患者取舒适体位，盖好被子，固定好床挡。安慰患者，处理脏衣服。

图 4-54　第九步

七、协助患者更换护理垫或纸尿裤

协助患者更换护理垫或纸尿裤

卧床患者床上排尿、排便，如何为患者选择护理垫或纸尿裤呢？在处理排泄物的时候如果动作顺序不正确，或者一些小细节没有注意到，容易出现污染床单位的情况，该如何操作呢？接下来学习为患者更换护理垫或纸尿裤。

【目的】

保持衣服及床单位整洁，增加患者舒适感，减少压力性损失、失禁性皮炎的发生，及时发现排泄物有无异常。

【用物准备】

根据患者需要选择合适型号的纸尿裤，一次性中单，干纸巾、湿纸巾，医疗垃圾桶，备用清洁衣裤及床单、被套、枕套。

【操作流程】

（1）康复介护员洗手，准备用物至床旁。

（2）向患者做好解释说明，取得患者的配合，协助患者提前排便，如果有引流管需提前固定好管路，请护士给予必要的指导及协助。

（3）关好门窗，调节好室温。

（4）一般在患者右侧操作，摇平床头。

（5）指导患者翻身面向对侧侧卧，双手扶住对侧床挡，调整舒适姿势。

（6）逐层铺平床单及一次性中单，检查患者臀部及会阴处皮肤，及时给予清洁，更换新的纸尿裤及中单，注意更换时需将旧中单向内反折塞入患者身下，新中单向外反折同前。

（7）指导患者翻身面向近侧，固定好床挡，将脏中单或纸尿裤污染面向内包裹丢弃于垃圾桶内。

（8）拉平清洁中单，穿好纸尿裤，注意整理大腿内侧避免侧漏。

（9）协助患者调整舒适体位，盖好被子，如患者出汗较多，及时给予更换清洗被服。

（10）清理用物，开窗通风，康复介护员洗手（图4-55 ~ 图4-67）。

【注意事项】

（1）根据患者体型、性别选择合适的纸尿裤。

（2）注意给患者保暖，避免着凉。

（3）为患者清洁肛周时先用干纸巾擦净排泄物，再用湿纸巾擦拭或温水擦洗。必要时涂护肤品或皮肤保护剂。

（4）拉拉裤多用于患者可以配合支持起臀部，避免脱、拉、拽。

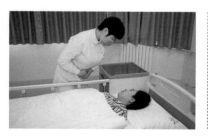

指导患者翻身面向对侧侧卧，双手扶住对侧床挡，调整舒适姿势。

图4-55　第一步

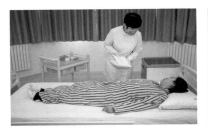

逐层铺平床单及一次性中单，检查患者臀部及会阴处皮肤，及时给与清洁，更换新的纸尿裤及中单。

图 4-56　第二步

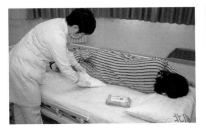

注意更换时需将旧中单向内反折塞入患者身下；新中单向外反折同前。

图 4-57　第三步

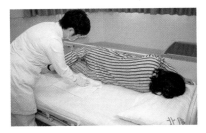

指导患者翻身面向近侧。

图 4-58　第四步

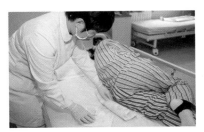

将脏中单或纸尿裤污染面向内包裹丢弃于垃圾桶内。

图 4-59　第五步

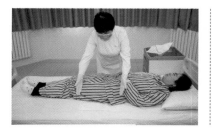

固定好床挡，确保中单位置合适。

图 4-60 第六步

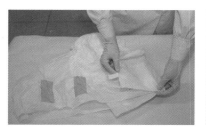

根据患者体型选择合适的型号及适宜的纸尿裤类型。

图 4-61 第七步

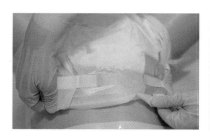

粘贴好纸尿裤，注意松紧适宜。

图 4-62 第八步

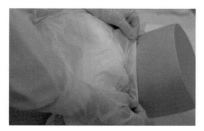

整理好大腿内侧。

图 4-63 第九步

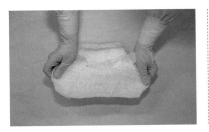

拉拉裤适宜下肢运动功能较好，可以充分配合的患者。

图 4-64　第十步

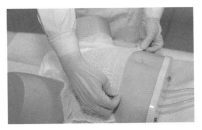

指导患者双腿支撑床面，穿好纸尿裤。

图 4-65　第十一步

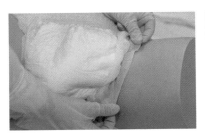

调整纸尿裤，避免大腿内侧有勒痕或侧漏。

图 4-66　第十二步

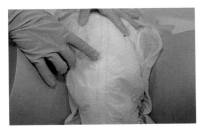

检查纸尿裤，如有尿液及时更换。

图 4-67　第十三步

八、协助患者床上排尿、排便

针对卧床患者进行正确排尿、排便的护理，要注意尊重患者，保护患者隐私，保持个人清洁卫生，养成规律排便的习惯，及时观察患者病情变化的作用。

【目的】

（1）提高患者生活质量，保持患者自尊。

（2）正确选择及使用辅助器具，保持患者清洁。

（3）养成规律排泄的习惯，利于早日康复。

【用物准备】

尿壶（男、女），便盆，一次性中单，一次性纸尿裤，干纸巾，湿纸巾，清洁衣服，屏风。

【操作流程】

1. 男患者排尿护理

（1）患者可以憋尿及表达尿意，康复介护员需及时为患者提供尿壶。

（2）协助患者采取仰卧或侧卧位排尿，将裤子脱至膝下。

（3）仰卧位时指导患者两腿微屈，分开，康复介护员打开尿壶盖，将阴茎全部放入尿壶口。

（4）尿液淋漓不净者，提前准备卫生纸垫于尿壶口与患者阴茎处。

（5）侧卧排尿时可以嘱患者扶住尿壶或康复介护员向上倾斜扶住尿壶。

（6）排完尿后，康复介护员向下向外取出尿壶，避免遗洒。将尿壶平放在地面，协助患者清洁外阴处皮肤，注意还纳包皮。

（7）协助患者采取舒适体位，确定固定好床挡后整理用物。

（8）康复介护员手持尿壶与视线平行读取刻度，将尿液倒入马桶，注意观察尿液是否正常，用干净的水冲洗尿壶待干，冲净马桶内尿液。

（9）康复介护员洗手，所有物品归位。

2. **女患者排尿护理**

（1）女患者尽量采取仰卧位排尿，如排尿困难可以适当摇高床头。

（2）为女患者清洁外阴时注意从前向后擦拭，不能反复擦拭。

3. **排便护理**

（1）康复介护员洗手，关好门窗，调节室温保持在 23 ～ 25℃。

（2）注意保护患者隐私，在便盆内垫两层卫生纸，方便使用后刷洗。

（3）协助患者仰卧位，将裤子脱至膝下，臀下垫一次性中单。

（4）患者可以配合抬臀时，指导患者双腿屈曲，双足踩床支撑臀部抬起，康复介护员从患者双腿中间放入便盆。

（5）患者不能配合抬臀时，协助患者侧卧，将便盆放入臀部下方，再指导患者转为仰卧位，调整便盆位置。

（6）为防止尿液溢出，可以在会阴处盖一次性中单或卫生纸。

（7）嘱患者尽量放松排便，不能催促患者，注意保暖。

（8）必要时可以协助患者进行腹部环形按摩，按摩时腹部涂润肤油，双手示指、中指、无名指重叠，从右下腹开始，自下至上，自右至左，再自上至下沿肠道走形进行按摩，以刺激肠道蠕动，帮助排便。

（9）患者排便结束后，为患者清洁肛周皮肤，先用干纸巾擦拭，再用湿纸巾擦拭，必要时给予护肤剂涂抹肛周皮肤。

（10）观察患者排便性质、颜色及量，如有大便干结或排稀便及时告知护士。

（11）协助患者采取舒适体位，确定固定好床挡后整理用物。

（12）康复介护员将大便倒入马桶，用干净的水冲洗便盆待干，冲净马桶内尿液。

（13）康复介护员洗手，所有物品归位（图4-68～图4-78）。

【注意事项】

（1）成人24 h排尿1000～2000 mL，日间排尿3～5次，夜间0～1次，每次尿量200～400 mL。

（2）尿量多少与饮水、饮食、温度、运动及精神因素相关。

（3）正常尿液呈淡黄色、澄清、透明，有特殊气味。

（4）患者排尿困难时需及时告知护士，不可按压腹部协助排尿。

（5）患者不能自己控制排尿，经常尿湿衣物或夜间尿频者，及时告知护士。

（6）男患者可以使用储尿器或者阴茎套、保鲜袋等接尿，注意器具及尿道口的清洁。

（7）成人24 h排便1～3次，每日大于3次或每周小于3次为排便异常，需及时告知护士。

（8）协助患者养成良好的进食及排便的习惯，规律排便。

（9）如患者排气过多或腹胀明显，需及时告知护士。

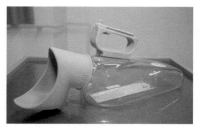

女患者专用尿壶。

图4-68　尿壶（女用）

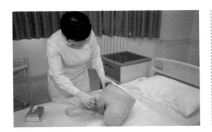

女患者尿壶紧贴皮肤，防止漏尿。

图 4-69　防止漏尿

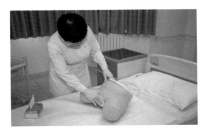

为女患者清洁外阴时注意从前向后擦拭，不能反复擦拭。

图 4-70　清洁

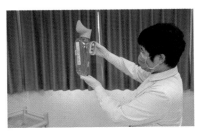

康复介护员手持尿壶与视线平行读取刻度，将尿液倒入马桶，注意观察尿液是否正常。

图 4-71　观察

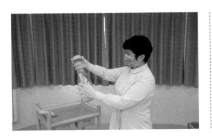

尿壶清洁后盖好盖子放至卫生间固定位置。

图 4-72　正确收纳

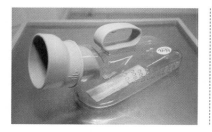

男患者专用尿壶。

图4-73 尿壶（男用）

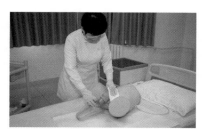

注意观察尿液量及颜色，有无絮状物等。

图4-74 观察尿液

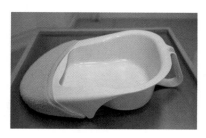

床上排便使用便盆。

图4-75 便盆

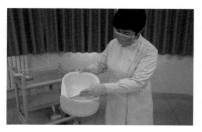

在便盆内垫两层卫生纸，方便使用后刷洗。

图4-76 操作

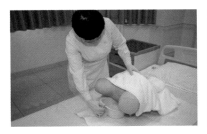

图 4-77　患者姿势

患者可以配合抬臀时，指导患者双腿屈曲，双足踩床支撑臀部抬起，康复介护员从患者双腿中间放入便盆。

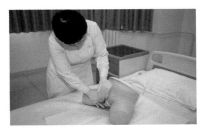

图 4-78　清洁

根据患者情况，必要时冲洗会阴。

九、协助患者床上移动及床椅转移

协助患者床上移动及床椅转移

体位转移指人体从一种姿势转移到另一种姿势的过程，包括卧—坐—站—行走，是提高患者自身或在他人辅助下完成体位转移能力的锻炼方法。卧床患者有时会滑向床尾或床的一侧而无法自行移动，这时，需要我们协助患者移动，帮助患者恢复舒适的卧位。

【目的】

协助或搬运患者进行床上前后、左右移动，协助或搬运患者进行床到椅子上的移动，保持患者舒适体位，扩大活动范围，提高生活质量。

【用物准备】

软枕 1 ~ 2 个，一次性中单，移动布。

【操作流程】

1. 协助患者移向床头（不能配合的患者）。

（1）康复介护员洗手，准备用物至床旁，体重较大不能配合的患者建议使用移动布。

（2）向患者做好解释说明，取得患者的配合，协助患者提前排便，如果有引流管需提前固定好管路，请护士给予必要的指导及协助。

（3）关好门窗，调节好室温。

（4）摇平床头，将双腿屈曲固定，如不能固定可以在小腿下垫枕头，方便向上转移。

（5）将患者头部枕头放于肩下，双手放于腹部；康复介护员身体靠近床沿，双腿微屈，一手插入肩下环抱患者，一手插入腰部，向上搬动患者，避免拖拽。

（6）搬运至合适位置后为患者整理床单位，调整舒适体位，将肩下枕头放于头部，小腿下枕头撤除。

（7）清理用物，开窗通风，康复介护员洗手。

2. 协助患者床椅转移（左侧偏瘫，可部分转移的患者）。

（1）康复介护员协助患者从健侧下床，椅子放于床尾成45°。

（2）患者仰卧，协助患者将患侧上肢放于腹上，健足放于患侧足下呈交叉状。

（3）康复介护员双手分别扶于患者肩部及髋部，缓慢帮助患者向健侧转身。

（4）鼓励或协助患者健足带动患足移向床沿。

（5）鼓励患者屈健肘支撑身体，康复介护员托患者健侧肩部协助患者起身，随着患者躯体上部被上拉的同时鼓励患者伸健肘，手撑床面。

（6）患者起身坐于床沿后左右调整重心，健手撑床，患手平放腿上，双足分开与肩同宽，足尖不超过膝关节，患足稍后。

（7）康复介护员再次告知患者需转移至椅子，指导患者看到椅子，并取得配合。

（8）鼓励或协助患者伸髋伸膝，抬臀离开椅面，慢慢站起。

（9）患者以健足为轴心转移，康复介护员在患者给予保护。

（10）患侧上肢垫枕头或佩戴肩部吊带（图 4-79 ~ 图 4-86）。

【注意事项】

（1）转移前向患者说明转移的要求和目的，取得理解和配合。

（2）注意观察全身皮肤情况及肢体血液循环情况，有引流管者要事先固定好管路，以防滑脱。

（3）患者和康复介护员采用较大的站立支撑面，以保证转移动作的稳定性，康复介护员在患者的重心附近进行协助，要注意搬移的正确姿势。

（4）由于长期卧位，患者在行坐位训练时极易出现体位性低血压，为了预防该类情况出现应早期使用靠背床或摇床，通过逐步增加靠背角度来训练患者坐起，一般两周左右可以完全坐起。

（5）转移中应做到动作协调轻稳，不可拖拉，注意患者安全，并鼓励患者尽可能发挥自己的力量，同时给予必要的指导和协助，每次协助仅给予最小的帮助，并依次减少辅助量，最终使患者独立完成，并向患者分步解释动作顺序及要求，以获得患者主动配合。

（6）互相转移时，两个平面之间的高度尽可能相等，两个平面应尽可能靠近，两个平面的物体应稳定，如轮椅转移时必须先制动，椅子转移时应在最稳定的位置。

（7）偏瘫患者床—椅转移过程中，康复介护员站于患者正面或患侧，保护患肢，康复介护员用双膝扶持患者的患膝，防止患膝"打软"。

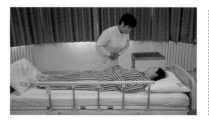

向患者做好解释，取得患者的配合，协助患者提前排便，引流管需提前固定好管路。

图 4-79　第一步

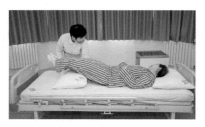

摇平床头，将双腿屈曲固定，如不能固定可以在小腿下垫枕头方便向上转移。

图 4-80　第二步

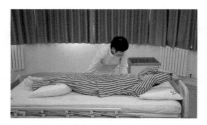

将患者头部枕头放于肩下，双手放于腹部，一手插入肩下环抱患者，一手插入腰部，向上搬动患者，避免拖拽。

图 4-81　第三步

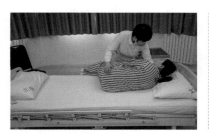

康复介护员双手分别扶于患者肩部及髋部，缓慢帮助患者向健侧转身。

图 4-82　第四步

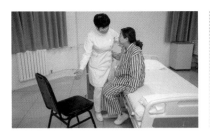

康复介护员协助患者从健侧下床，椅子放于床尾成45°，康复介护员双手分别扶于患者肩部及髋部，缓慢帮助患者向健侧转身。

图 4-83　第五步

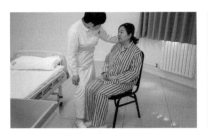

患者起身坐于床沿后左右调整重心，健手撑床，患手平放腿上，双足分开与肩同宽。

图 4-84　第六步

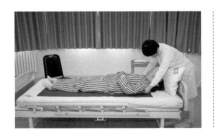

对于移动困难的患者，推荐使用辅助器具协助患者转移。

图 4-85　第七步

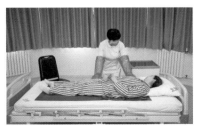

转移过程中注意交流，保护患者安全。

图 4-86　第八步

十、轮椅的使用及注意事项

轮椅的使用及
注意事项

患者可以保持独立坐位的时候，就需要进行轮椅的转移了，医护人员会指导患者选择适合的轮椅，康复介护员需要掌握的是轮椅的日常检查、患者床与轮椅的转移的方法及轮椅的行进方法。

【目的】

1. 对于借助各种助行器也难以步行的患者，具有代替步行的作用。

2. 可进一步开展身体训练，提高患者独立生活的能力和参加社会活动的能力。

【用物准备】

（1）根据患者年龄、疾病诊断、功能障碍、康复需求等选择合适的轮椅。

（2）轮椅处方内容包括车种、车轮规格、手动圈规格、小脚轮规格、靠背、把手、扶手、脚托和脚踏板、制动器、座位颜色和软垫、轮椅用桌、袋、安全带等附属品。

（3）根据需要确定轮椅座高、座宽、座深、臂架高度、靠背高度、脚托高度、全高。

【操作流程】

1. 偏瘫患者轮椅转移

（1）将轮椅放在与床呈 45°，刹住轮椅，卸下近床侧轮椅扶手和近床侧脚踏板。

（2）康复介护员面向患者站立，双膝微屈，腰背挺直，用自己的膝部在前面抵住患膝，防止患者倒向外侧。

（3）康复介护员一手从患者腋下穿过置于患者患侧肩胛上，

将患侧前臂放在自己的肩上，抓住肩胛骨的内缘，另一上肢托住患者健侧上肢，使其躯干向前倾，臀部离开床面后将患者的重心前移至其脚上，引导患者转身坐于轮椅上。

（4）由轮椅返回病床，方法同前。

2. 截瘫患者转移操作要点

（1）患者坐在轮椅中，双足平放于地面上。

（2）康复介护员面向患者，采用髋膝屈曲、腰背伸直的半蹲位，用自己的双脚和双膝抵住患者的双脚和双膝的外侧，双手抱住患者的臀部，同时患者躯干向前倾，将下颌抵在康复介护员的一侧肩部。

（3）康复介护员用力将患者向上提起，呈站立位后，再向床边转动。

（4）康复介护员左手仍扶住患者臀部，右手向上移动至其肩胛骨部位以稳定躯干，同时控制住患者的膝关节，屈曲其髋关节，将其臀部轻轻放到床上。

3. 坐轮椅患者上汽车时的移动方法

（1）轮椅和汽车间移动，要求车门全开有较大空间的地方进行。

（2）康复介护员推轮椅与车门成 45°，固定好刹车，掀起脚踏板。

（3）康复介护员抓住患者腰带或裤腰，使患者下颌搭在康复介护员肩部，康复介护员起身同时带动患者起身。

（4）把患者臀部放进汽车座椅，腾出左手扶患者肩部注意保护头不要磕到车门。

（5）松开手刹，撤出轮椅。

（6）康复介护员站在患者外侧，一手扶住患者肩部，一手抬起腿部，以臀部为轴心旋转将腿放入车内。

（7）坐稳后系好安全带，确认四肢和头部位置后轻关车门。

（8）折叠轮椅放于后备厢中（图4-87～图4-99）。

【注意事项】

（1）转移时注意调节床的高度与椅子平行。

（2）康复介护员应贴近患者，避免使用爆发力时扭伤腰部。

（3）使用轮椅前注意检查轮椅的刹车及轮胎是否正常。

（4）转移时需要刹好刹车，收起脚踏板，避免跌倒。

（5）有坡度的地方注意上坡时康复介护员上半身前倾，以身体支撑轮椅，缓慢推进；下坡时反向推轮椅，康复介护员背朝下坡方向，康复介护员用身体顶住轮椅缓慢倒退下行。

偏瘫患者的转移

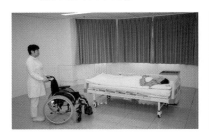

向患者做好解释说明，取得患者的配合，协助患者提前排便，如果有引流管需提前固定好管路。

图4-87　第一步

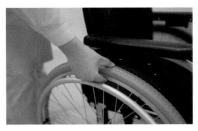

使用前注意检查轮胎胎压。

图4-88　第二步

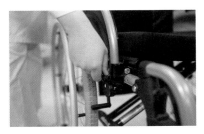

注意检查刹车，固定好刹车。

图 4-89　第三步

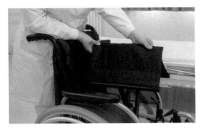

检查轮椅开合是否正常。

第 4-90　第四步

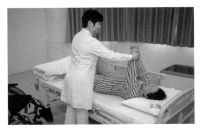

指导或协助患者将身体移向床旁，轮椅放在与床呈45°位置，刹住刹车。

图 4-91　第五步

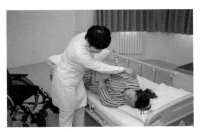

康复介护员指导患者向健侧翻身靠近床沿，注意保护好患者。

图 4-92　第六步

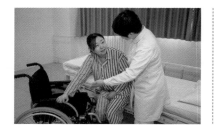

康复介护员指导患者躯干向前倾，臀部离开床面重心前移至脚上，引导患者转身坐于轮椅上。

图 4-93　第七步

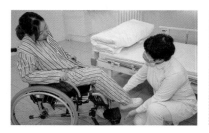

轮椅上坐稳后协助患者重新调整重心，帮助患者把双脚放置在踏板上。

图 4-94　第八步

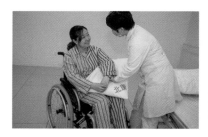

轮椅上患肩垫软枕，防止肩下垂及脱位。

图 4-95　第九步

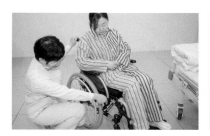

松开刹车，固定好安全带后出行。

图 4-96　第十步

截瘫患者的转移

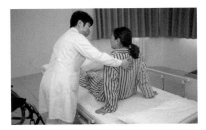

指导患者使用上肢力量撑住床面坐起。

图 4-97　第一步

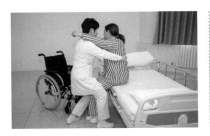

患者双手抱住康复介护员颈部，协助患者坐起。

图 4-98　第二步

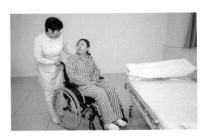

协助患者坐到床边，调整坐姿。帮助患者穿好鞋子。

图 4-99　第三步

十一、协助卧床患者进食

一日三餐在我们生活中至关重要，患者生病期间尤其要注重进食管理，康复介护员协助患者进食的时候需要注意保护患者的进食安全，避免误吸及

协助卧床
患者进食

窒息的发生。

【目的】

保证患者营养供给，降低吞咽障碍的相关风险，改善进食相关的生活质量，促进患者康复。

【用物准备】

大毛巾或围嘴、干纸巾、湿纸巾、餐布或带吸盘的碗、适合患者的筷子或勺子、漱口杯或刷牙用物。

【操作流程】

（1）康复介护员洗手，准备用物，告知患者进餐的内容。

（2）调解室温，注意保持进餐环境安静，无异味。

（3）协助患者床上坐位。将床头摇高至 90°，双腿下垫软枕，身体微前倾。

（4）使用移动餐桌或床上自带的小餐桌，将患者双手放于餐桌上，餐桌高度调整至患者屈肘 90° 左右。

（5）为患者佩戴围嘴或大毛巾反折放于胸前，避免污染衣物。

（6）给患者喝些水或汤润湿口腔，康复介护员站于患者健侧，指导或协助进餐。

（7）可以独立床上坐位进食的患者，嘱其背部伸直，身体微前倾，下颌内收，按照合适的一口量缓慢进食，逐步过渡至床旁进餐。

（8）偏瘫患者，康复介护员站于患者健侧，患侧肩部垫软枕保护，鼓励患者使用专门的进餐工具，健侧手协助患手将食物送入口腔。

（9）偏盲患者，康复介护员站于患者视觉减弱侧，每次餐具摆放位置固定，鼓励患者自行进餐。

（10）不能坐位的患者，可以摇高床头 30°，后背及头颈部放软枕，使颈部放松，下颌内收。康复介护员将食物放于患者舌后 1/3 处，待食物完全咽下后再喂下一口，不可催促患者。

（11）进餐完毕，协助患者漱口或刷牙，保持口腔清洁。

（12）进餐后不要立即躺下，保持该体位 30 min 后再躺。

（13）确定固定好床挡后整理用物，康复介护员洗手，所有物品归位（图 4-100 ～图 4-112）。

【注意事项】

（1）为患者选择在口腔内容易形成食团的食品，黏度适中，不会粘在喉咙上。

（2）避免进食松散，不易咀嚼的食物。

（3）鼓励或协助患者主食与蔬菜交替进食，每次进食时告诉患者进食内容。

（4）一口量为患者一次放入口腔的食物量，一般为 10 ～ 20 mL，不可一次喂太多，造成患者呛咳，甚至窒息。

（5）餐具种类的选择包括有宽柄的勺子、固定手指的筷子、可以绑在手腕的固定带、带有记忆功能的树脂夹、带弹簧的筷子等，可以和护士咨询选择适宜的餐具。

（6）吞咽功能障碍的患者容易发生吸入性肺炎或窒息，进食时注意不能催促患者，保持良好的进食环境。

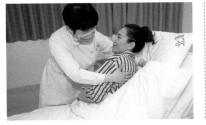

进餐环境清洁安静，协助患者床上坐位，保护患侧肢体。

图 4-100　第一步

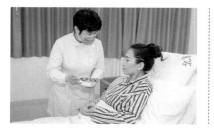

告知患者进食的内容，询问患者进食意愿。

图 4-101　第二步

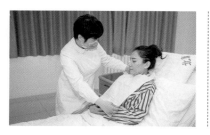

给患者戴好围嘴，喝些水或汤润湿口腔。

图 4-102　第三步

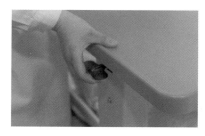

固定移动餐桌，调整好餐桌高度。

图 4-103　第四步

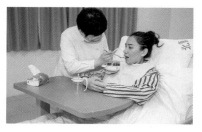

主食与蔬菜交替进食，食物放于患者舌后1/3处，待食物完全咽下后再喂下一口，不可催促患者。

图 4-104　第五步

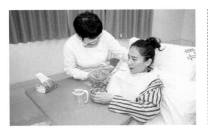

图 4-105　第六步

根据患者实际情况或治疗师要求选择适宜的餐具，协助患者自行进餐。

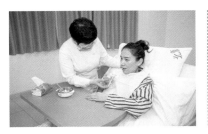

图 4-106　第七步

进餐完毕，协助患者漱口或刷牙，保持口腔清洁。

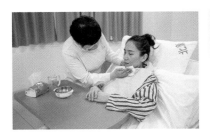

图 4-107　第八步

偏瘫患者用餐完毕后递纸巾给其擦嘴。

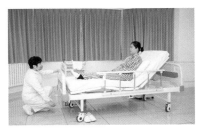

图 4-108　第九步

保持坐位 30 min 后再躺，整理用物。

【病床使用小贴士】

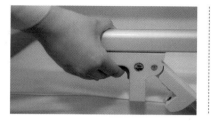

床挡的使用注意按压红色扶手。

图 4-109　床挡使用

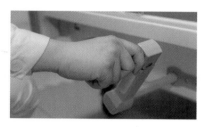

摇床时注意拉出拉手后才能摇动，请观察头部、腿部标识。

图 4-110　摇床

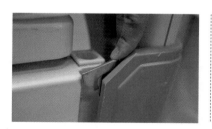

撤除床头时，固定卡槽在内侧缘。

图 4-111　固定位置

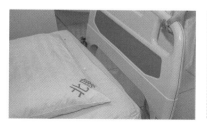

床头较沉，请双手握紧向上、向后抬起撤出。

图 4-112　撤床头

参考文献

［1］张玲睿. 医院实施护工统一管理模式的探索［J］. 价值工程，2020，39
　　（5）：115-116.

［2］余立平，曾龙欢，郭英. 医院护理部与家政公司双重管理模式在护工
　　管理中的应用效果［J］. 中国乡村医药，2019，26（8）：85-86.

［3］农华秋. 老龄化社会状态下医院护工管理的现状和对策［J］. 实用临
　　床护理学电子杂志，2019，4（36）：164-165.

［4］陈叶，郭茂林，杨文兴，等. 成都地区三级甲等医院护工现状分析及
　　对策［J］. 成都医学院学报，2018，13（6）：749-754.

［5］金璇，黄君颖，汪雯静，等. 综合性医院护工心理健康现状调查及相
　　关因素分析［J］. 国际护理学杂志，2017，36（20）：2768-2772.

［6］张建超，赵军兰，王小平，等. 老年人中长期医疗照护管理模式探索
　　及体会［C］. 全国老年医院联盟. 第三届全国老年医院联盟大会暨江
　　苏省中西医结合学会老年分会学术年会论文集. 全国老年医院联盟：
　　实用老年医学编辑部，2013：118.

［7］刘士荣. 老年康复中心护工的心理健康状况调查［J］. 护理学杂志，
　　2007（15）：52-53.

［8］张艾灵，石敏，宋建华，等. 老年病医院中护工的管理与角色定位［J］.
　　昆明医学院学报，2005（2）：149-150.